De la valeur diagnostique des symptômes
oculaires, aux trois périodes de la paralysie générale;

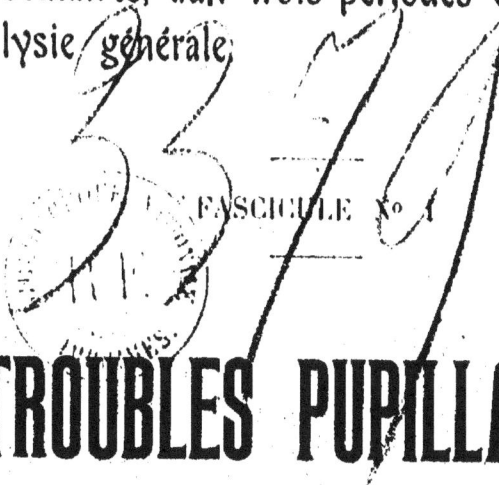

FASCICULE Nº 1

TROUBLES PUPILLAIRES

PAR

Dᴿ A. RODIET
Médecin-adjoint de l'Asile de Montdevergues

Dᴿ NADAL
Interne de l'Asile de Montdevergues

Dᴿ DUBOS
Interne de l'Asile de Montdevergues

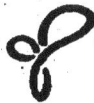

MONTPELLIER
IMPRIMERIE GROLLIER, ALFRED DUPUY SUCCESSEUR
Boulevard du Peyrou, 7

1906

TROUBLES PUPILLAIRES

De la valeur diagnostique des symptômes oculaires, aux trois périodes de la paralysie générale.

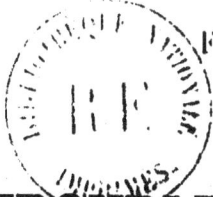

FASCICULE N° 1

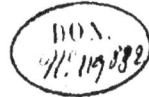

TROUBLES PUPILLAIRES

PAR

Dᴿ A. RODIET
Médecin-adjoint de l'Asile de Montdevergues

Dᴿ NADAL
Interne de l'Asile de Montdevergues

Dᴿ DUBOS
Interne de l'Asile de Montdevergues

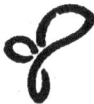

MONTPELLIER
Imprimerie Grollier, Alfred DUPUY successeur
Boulevard du Peyrou, 7

1906

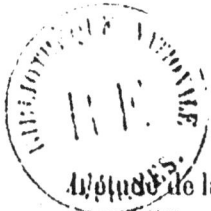

INTRODUCTION

L'étude de la valeur diagnostique des symptômes pupillaires aux différentes périodes de la paralysie générale ne peut être complète que si on examine ces symptômes ;

1° Au cours de la paralysie générale elle-même à ses trois périodes ;

2° Au cours des affections avec lesquelles il faut faire le diagnostic différentiel de la paralysie générale ;

3° Au cours des phénomènes que présente la paralysie générale pendant son évolution (ictus, périodes d'excitation maniaque, de dépression mélancolique, etc.,) et suivant la forme qu'affecte la maladie : tabétiforme, expansive...

Le diagnostic de la P. G., surtout au début, est, en effet, l'un des problèmes les plus délicats de la science psychiatrique. Mais, comme le dit Dupré (1), ce problème se pose en des termes assez différents, aux phases successives de la maladie.

Au début, la paralysie générale peut être confondue avec certains syndromes neurasthéniques, hystériques ou psychopatiques à forme expansive ou dépressive ; avec les troubles cérébraux d'origine toxique, généralement alcoolique ; avec

---

(1) Traité de pathologie mentale (Ballet). Article : Paralysie générale. — Dupré. Paris, 1903.

les ictus symptomatiques de processus étrangers à la paralysie générale (hémorragie, ramollissement), et avec certaines formes du tabes.

A la période d'état, avec les encéphalopathies diffuses ou circonscrites de la syphilis, de l'alcoolisme, de la sclérose en plaques ; les tumeurs, les hémorragies et les ramollissements du cerveau, les méningites chroniques ; certains cas de maladie de Parkinson, certaines variétés de tabes et de scléroses combinées de la moelle.

Enfin, à la période terminale, il faut distinguer la paralysie générale des démences d'origine organique ou vésanique, de l'athéromasie cérébrale et de certains états de mélancolie stupide ou de confusion mentale grave.

A des degrés bien différents, toutes ces affections si diverses présentent, ne fut-ce que du côté des pupilles, des troubles oculaires, pour les unes à peine sensibles, pour les autres beaucoup plus marqués. Il est donc essentiel pour nous d'étudier la question, non pas seulement dans la P. G., mais aussi dans toutes les affections encéphaliques et médullaires, dans les intoxications et les diathèses (albuminuries, diabètes) qui présentent des troubles pupillaires.

Tous les symptômes oculaires constatés dans nos observations, au cours de la P. G. aux trois périodes, présentent, en ce qui concerne le diagnostic, une importance qu'il y a lieu d'examiner à un triple point de vue :

1° Au point de vue du symptôme oculaire en lui-même ;

2° Au point de vue de ce symptôme oculaire relié aux autres signes observés du côté des yeux ;

3° Enfin en tant que manifestations d'une maladie qu'on ne peut affirmer que si, en même temps que sont constatés des troubles oculaires, on observe aussi les symptômes du côté des facultés mentales, de la parole, de la force musculaire, etc.

Pour la clarté du sujet, nous résumerons d'après nos observations les symptômes pupillaires dans la P. G., en conservant la division en trois périodes, et en décrivant dès le début les signes qu'on peut suivre jusqu'à la fin, et même certains troubles qui n'apparaissent qu'à la période d'état.

PREMIÈRE PARTIE

PREMIÈRE PÉRIODE

Dès la première période, les troubles pupillaires s'imposent à l'examen, car ces troubles sont très précoces et ont une importance telle que, comme le dit Déjerine (1), ils permettent parfois de prévoir, plusieurs mois et même plusieurs années d'avance, le tabes ou la paralysie générale, alors que l'une ou l'autre de ces affections ne se révèlent encore par aucun signe. De sorte qu'en l'absence des signes pupillaires, le diagnostic doit toujours être réservé.

D'après Ballet et Bloch, ces symptômes résultent d'une ophtalmoplégie précoce interne, à développement graduel et progressif, et se manifestent par des troubles pupillaires, c'est-à-dire des modifications dans la forme, le diamètre et les réactions des pupilles :

1° L'inégalité pupillaire qui, lorsque les réflexes sont normaux, peut être physiologique, et est toujours pathologique lorsque les réflexes sont anormaux. Il ne peut donc s'agir ici

(1) Déjerine. Article : Séméiologie de l'appareil de la vision. *Traité de pathologie générale.*

de cette variété d'inégalité pupillaire dite « à bascule » et signalée par Jocqs (1), qui ne constitue qu'une anomalie congénitale indépendante de tout état pathologique ;

2° Le myosis, c'est-à-dire le resserrement exagéré des pupilles ; il peut être spasmodique ou paralytique ;

3° De même la mydriase, ou dilatation de la pupille, est ou spasmodique (hystérie, neurasthénie), ou paralytique (tumeurs, ramollissement, paralysie générale) ;

4° Le signe d'Argyll Robertson ;

5° Les déformations pupillaires ;

6° La perte de la dilatation réflexe aux excitants périphériques qui résulte de la disparition des sensations conscientes ;

7° La réaction paradoxale de la pupille, qui consiste dans la dilatation de la pupille sous l'influence d'une vive lumière. Ce signe a été décrit par Moukhine et n'a de valeur que s'il s'accompagne du signe d'Argyll Robertson.

8° L'hippus, symptôme observé par Vincent chez les paralytiques généraux et qui consiste en des alternatives de dilatation et de rétrécissement des pupilles, alternatives qui se produisent d'une seconde à l'autre, alors qu'il n'y aucun changement dans l'éclairage.

---

(1) Jocqs. Valeur séméiologique des troubles pupillaires dans les affections cérébro-spinales. Congrès des médecins aliénistes et neurologistes (Rennes, 1903).

CHAPITRE PREMIER

Etude des symptômes pupillaires dans la P. G.

Inégalité pupillaire. — L'inégalité pupillaire est le symptôme de la première période de la paralysie générale à qui certains auteurs attachent la plus grande importance. Ce trouble peut même précéder l'apparition des autres prodromes de la périencéphalite diffuse (1). Forster rapporte l'histoire d'un de ses collègues qui lui raconta un jour en riant qu'il s'était aperçu d'une inégalité de ses pupilles et qu'il avait par conséquent des chances de devenir fou, et quelque temps après, cet homme dont l'intelligence n'avait jamais donné lieu au moindre soupçon entrait dans une maison de santé où il mourut au bout de peu d'années.

Aussi on se demande comment un symptôme aussi fréquent que l'inégalité pupillaire au cours de la P. G. a passé pendant aussi longtemps inaperçu aux auteurs qui ont traité cette question, bien que Georget (2) ait le premier signalé ce phénomène. Après lui, Parchappe, et surtout Baillarger

---

(1) Robin. Thèse d'agrégation, 1880.
(2) Georget. Paralysie musculaire chronique, 1820.

dans ses leçons de 1846, attribuent à ce signe une valeur diagnostique peut-être exagérée.

Depuis, tous les auteurs qui ont traité la question de la périencéphalite diffuse ont insisté sur ce symptôme, maisavec des divergences qui s'expliquent par ce fait que tous ne l'ont pas étudié à toutes les périodes de l'affection, et que des irrégularités apparaissent souvent en dehors de toute intervention lumineuse ainsi que l'ont remarqué de Graefe et Sœmisch. Il faut tenir grand compte en effet, dans la réaction des pupilles, de la situation de la source de la lumière. Chez certains individus, à pupilles très mobiles, les réactions se produisent, même lorsque il y a des différences très faibles d'éclairage, et l'inégalité pupillaire se produit chez eux alternativement, à volonté, en modifiant la lumière. Si on fait porter l'éclairage de façon égale sur les deux yeux, l'inégalité disparaît.

Il faut tenir compte de cette observation (1) lorsqu'on examine les pupilles des paralytiques généraux, d'autant plus que les expériences faites par Pick sur « l'inversion expérimentale de l'inégalité pupillaire de la P. G. » (2), expériences que nous avons reproduites facilement, aboutissent aux conclusions suivantes :

1° Il y a une inégalité pupillaire congénitale qui peut être intervertie expérimentalement, parce que la réaction à la lumière ou à l'accommodation n'est pas la même pour les deux yeux.

2° Dans la paralysie générale il y a des cas où l'inégalité pupillaire peut être intervertie :

---

(1) Pick. Des inégalités pupillaires produites par l'action différente de l'éclairage direct et de l'éclairage indirect (*Neurolog. centralblatt*, 1000).

2 Pick. Inversion expérimentale de l'inégalité pupillaire dans la P. G. (*Neurolog, centralblatt*, 1904).

a) Par changement d'éclairage quand la pupille dilatée reste sensible à la lumière, l'autre étant insensible ou peu sensible ;

b) Par changement d'accommodation, quand les pupilles insensibles ou peu sensibles à la lumière réagissent à l'accommodation d'une manière différente ;

c) Par des mouvements volontaires des orbiculaires, quand la pupille dilatée, ou même l'autre aussi, est insensible à la lumière, à la condition que la réaction d'accommodement soit plus marquée pour la pupille dilatée et encore impressionnable à la lumière.

On observe des réactions consensuelles sur la pupille insensible à la lumière en agissant sur l'autre pupille, de même qu'en faisant varier l'éclairage sur la pupille insensible on produit une action consensuelle sur la pupille restée impressionnable.

4° Ces expériences prouvent l'existence d'un rapport anatomique direct entre le centre primaire des fibres pupillaires réflexes d'un côté et le centre du sphincter de l'iris d'autre part.

Examinons, en effet, les réactions pupillaires chez un individu sain :

1° Les pupilles contractées à la lumière se dilatent dans l'obscurité, soit : réflexe à la lumière.

2° Si on éclaire un œil, l'autre étant dans l'ombre, les deux pupilles se contractent ; la réaction de l'œil éclairé est directe, celle de l'autre œil consensuelle.

3° La pupille d'un individu sain qui fixe un objet au loin se dilate ; si on rapproche l'objet, la convergence des deux yeux augmente en même temps, la pupille se contracte, soit : réflxe à l'accommodation et à la convergence.

4° Il y a dilatation pupillaire :

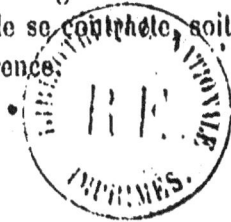

a) Lorsqu'on excite par la piqûre, le pincement ou la faradisation un point quelconque de la surface du corps ;

b) Après une inspiration profonde et une expiration prolongée ;

c) A l'idée des distance éloignées, et Henry, qui fit une étude à ce sujet, propose de se servir de cette dilatation pour mesurer la puissance de la représentation mentale ;

d) Sous l'influence de certains états émotionnels : la rêverie, le plaisir, le coït. Au contraire, d'autres manifestations de la vie intellectuelle ou morale: l'attention, la colère, une violente terreur, se caractérisent par le myosis.

5° La pupille se rétrécit, quel que soit son diamètre, quand les paupières se ferment; c'est la réaction palpébrale ou réflexe de Galassi, car, ainsi que l'a fait remarquer tout récemment (1) Dupuy-Dutemps, ce n'est pas Piltz (2) qui le premier a décrit ce phénomène, mais un autre auteur italien Galassi (3).

Le signe de Westphal consiste en ce que, si après avoir énergiquement contracté les paupières, on ouvre les yeux, les pupilles, d'abord plus étroites, se dilatent sous l'influence de la lumière. Piltz a montré que le rétrécissement se produit, même si l'on s'oppose avec le doigt, à l'occlusion des yeux.

Ainsi que l'a constaté Dupuy-Dutemps, et nous l'avons observé nous-même (Obs. V, XI, XV, XXIII, XXIX), ce phénomène physiologique normal peut être supprimé au cours

---

(1) Sur une forme spéciale d'atrophie de l'iris au cours du tabes et de la P. G. Dupuy-Dutemps, *Annales d'oculistique*, septembre 1905.

(2) Piltz (de Varsovie). — Du réflexe pupillaire psychique par évocation *Neurolog Centralblatt*, 1899 — Nouveaux signes pupillaires dans le tabes dorsal, *Société de N: 'ogie*, juillet, 1000.

(3) *Bulletino delle Soc. degli ospca. Ji Roma*, 1887.

de la P. G. P. Sa disparition n'est ni rare, ni tardive, mais il peut persister après que les réactions lumineuse et accommodative sont abolies. Dans quelques cas il disparaît avant la paralysie complète du réflexe accommodateur.

Ces remarques sont en accord avec le travail de Antal (1) qui conclut que ce réflexe est à la fois un phénomène prodromique, alors que la réaction à la lumière est encore normale, et un phénomène tardif qui apparaît sur des pupilles ne réagissant plus ni à la lumière, ni à l'accommodation, ni à la convergence. Il est à penser, d'après Antal, que l'action synergique du sphincter irien provoquée par la contracture de l'orbiculaire donne à l'iris une activité exagérée se traduisant par l'activité exagérée des pupilles.

6° Le même auteur, Piltz, signale aussi un réflexe à l'idée de lumière, ou plutôt des réflexes qu'il appelle : réflexes pupillaires d'origine psychique :

a) Réflexe cortical, réflexe d'attention, qui peut être soit un rétrécissement pupillaire si l'on porte l'attention sur un objet éclairé situé en dehors de la direction du regard (réflexe pupillaire cortical décrit par Haab), soit une dilatation si on porte l'attention sur un objet non éclairé situé en dehors de la direction du regard (réflexion d'attention de Piltz).

b) Réflexe pupillaire par évocation, et, dans ce cas, rétrécissement quand par la pensée on s'imagine voir une lumière, dilatation quand par la pensée on s'imagine voir un objet qui n'est pas éclairé.

De toutes ces modifications de l'état des pupilles chez un individu sain, sous l'influence de tant de causes diverses : lumière, accommodation, sensibilité, états émotionnels, on peut déduire avec Mignot que toutes les formes d'aliénation

---

(1) *Neurolog. Centralblatt*, 1000.

peuvent présenter des troubles pupillaires. Dès lors, chaque symptôme n'a une valeur pour le diagnostic que si on précise les caractères avec lesquels il se présente.

De sorte que si le signe le plus frappant et le plus fréquent du syndrome oculaire de la P. G. est l'inégalité pupillaire, il importe, comme le dit Dupré, de ne pas s'en tenir à sa constatation, mais de rechercher les réactions de l'iris à la lumière et à l'accommodation en même temps que les autres phénomènes présentés par le sphincter irien. L'inégalité pupillaire, à cause de sa banalité dans les psychoses, n'offre pas de valeur séméiologique véritable (1).

L'iris ne se modifie pas seulement dans ses dimensions, il est aussi modifié dans sa forme et sa mobilité.

D'accord avec la plupart des auteurs, nous avons trouvé plus souvent la dilatation pupillaire que la contraction, et, plus souvent aussi qu'à gauche, la mydriase existait à l'œil droit. Du reste, même à des intervalles très courts, ainsi que nous l'avons constaté, la même pupille qui était dilatée peut se contracter, ce qui serait en accord, comme le fait remarquer, Robin, avec la théorie de Brown-Séquard d'après laquelle l'inégalité pupillaire serait due à des modifications circulatoires dans la sphère des régions affectées par la méningo-encéphalite diffuse.

Presque toujours, lorsqu'il y a double inégalité (Baillarger, Doutrebente) la pupille la plus dilatée est la plus malade ; et toujours, lorsqu'il y a inégalité unilatérale, la pupille dilatée est celle qui réagit le moins aux excitants divers : lumière, accommodation, médicaments, etc.

Les modifications dans les dimensions se présentent sous trois formes, et cela dès le début :

---

(1) Mignot, Thèse de Paris, 1900.

1° Le myosis est parfois si accentué que les pupilles prennent l'aspect punctiforme ;

2° Les pupilles sont en mydriase ;

3° Il y a inégalité pupillaire qui peut résulter de trois mécanismes différents :

a) L'une des pupilles est normale, l'autre en myosis ou en mydriase ;

b) L'une des pupilles est en mydriase, l'autre en myosis ;

c) Les deux pupilles sont en mydriase ou en myosis, mais inégalement dilatées ou contractées.

Les troubles sont du reste variables chez un même malade.

Comme on ne peut séparer les modifications pupillaires des réactions qu'elles présentent, il importe de les préciser.

Tout d'abord, au début, ces réactions, non encore abolies sont paresseuses. Puis il y a altération, soit du réflexe lumineux, soit du réflexe accommodateur, soit des deux réflexes ensemble. Les modifications de la réflectivité sont binoculaires ou monoculaires. Nous n'avons jamais trouvé au début le signe auquel l'oville attachait la plus grande importance, c'est-à-dire le rétrécissement punctiforme des deux pupilles. Comme le pense Robin, cette constriction permanente et marquée n'existe que dans les cas graves, à marche rapide, tandis que les cas moins graves offrent des pupilles moins contractées ou la contraction d'une seule pupille.

Mydriase. — Instillation d'atropine, valeur diagnostique : 1° pour différencier la mydriase paralytique de la mydriase spasmodique ; 2° pour le diagnostic étiologique de l'inégalité pupillaire.

Si l'on s'en rapporte à la règle de Giraud-Teulon, l'instillation d'atropine suffit à établir le diagnostic différentiel entre les deux formes de mydriase : c'est-à-dire la mydriase spasmodique, celle qui est due à un état irritatif du système ganglionnaire, exemple : hystérie, hypocondrie, et la mydriase paralytique due à la paralysie de l'oculo-moteur. Giraud-Teulon a démontré qu'à la suite de l'instillation d'une goutte d'atropine, la mydriase spasmodique ne subit aucun changement, tandis que la mydriase paralytique augmente.

De même, l'instillation d'atropine en agissant, même faiblement sur l'inégalité pupillaire de la P. G. nous aide à démontrer qu'elle est, comme l'inégalité des démences organiques et du tabes, causée par une lésion d'un des arcs du réflexe constricteur ou dilatateur. Il est vrai que le problème étiologique n'est pas tout à fait résolu par cette constatation, puisque l'inégalité peut dépendre aussi bien d'une lésion intra-orbitaire que d'une lésion atteignant le sympathique cervical, ou bien d'une lésion centrale.

On sait, en effet, quelles sont les modifications pupillaires produites par les lésions du grand sympathique cervical ou de ses noyaux d'origine.

L'excitation du sympathique produit une dilatation pupillaire ; sa paralysie est suivie de contraction de la pupille. Ces phénomènes sont dus à la contraction ou, au contraire, à la paralysie du dilatateur radié de la pupille.

Mais, et c'est là un signe important pour le diagnostic, la mydriase par excitation du grand sympathique cervical, le myosis consécutif à sa paralysie, ne s'accompagnent pas d'abolition des réflexes lumineux ou accommodateur. Il y a seulement diminution du réflexe à la lumière et le réflexe accommodateur est conservé.

En revanche, lorsqu'il y a des altérations pupillaires par lésion du nerf moteur oculaire commun, soit au niveau de son noyau d'origine, soit sur son trajet, soit sur le trajet des nerfs ciliaires, les troubles paralytiques sont plus accusés.

L'ophtalmoplégie interne ou intrinsèque se caractérise en effet par une mydriase moyenne avec abolition plus ou moins

complète du réflexe lumineux et du réflexe accommodateur.
Elle peut être unilatérale ou bilatérale et s'accompagner ou
non d'inégalité pupillaire.

La mydriase unilatérale symptomatique d'une ophtalmoplégie interne unilatérale est, d'après Brun et Morax, « presque constamment spécifique et se rencontre chez des sujets
dont la syphilis date de plusieurs années. Elle ne paraît pas
nécessairement le signe avant-coureur d'une syphilis cérébrale
grave, d'une paralysie générale ou d'un tabes ; elle est sus-
ceptible d'amélioration par le traitement spécifique. Toutefois,
comme elle révèle l'existence d'une lésion centrale, son pronostic doit toujours être réservé. »

La mydriase double, symptomatique d'une ophtalmoplégie
interne bilatérale, relève d'une lésion nucléaire : son pronostic
est généralement grave, parce que le processus peut s'étendre
aux autres noyaux moteurs de l'œil et déterminer une ophtalmoplégie complète, de même que des phénomènes bulbaires.
De sorte qu'avec le développement des lésions nucléaires, ce
qui est le cas dans P. G., muscle ciliaire accommodateur est
paralysé quelque temps après le sphincter de la pupille, et
cela parce que les noyaux d'origine sont très rapprochés.

Du reste, l'instillation de la solution d'atropine aux paralytiques généraux, pour l'examen de la rétine, doit être faite
avec prudence, surtout lorsqu'il est nécessaire de répéter
cette instillation à des intervalles très courts. Roschtywski (1)
a relaté plusieurs cas où l'instillation d'atropine dans l'œil
malade s'accompagnait de phénomènes d'intoxication : sèche-
resse de la bouche et de la gorge, tachycardie, oppression, et
dans ces cas l'auteur recommande de remplacer l'atropine
par la duboisine.

---

(1) *Gaz. hebd. soc. méd.*, Bordeaux, 1903.

Il faut noter aussi que la dilatation pupillaire consécutive à l'instillation d'atropine s'accompagne de paralysie accommodative, et l'effet, qui dure deux ou trois jours chez les individus sains, persiste 7, 8 ou même 10 jours chez les paralytiques généraux, ainsi que nous l'avons constaté. Cette même remarque avait été faite avant nous par Toulouse et Vurpas (1), de qui nous avons reproduit les expériences sur nos malades.

De cette action prolongée de l'atropine et de l'ésérine sur les pupilles des paralytiques généraux, ces auteurs ont conclu qu'il était facile de reconnaître, par ce moyen, la lenteur de l'iris à revenir à son état normal, c'est-à-dire une des premières manifestations de l'état morbide du système nerveux, et qu'ainsi le médecin avait à sa disposition un excellent moyen de faire le diagnostic précoce de la P. G.

Effets de la scopolamine. — Les injections de scopolamine ne sont pas non plus sans effet sur le sphincter pupillaire. La scopolamine produit de la mydriase et une paralysie de l'accommodation, ainsi qu'un resserrement des vaisseaux de l'iris et de la conjonctive. Son action mydriatique est quatre à cinq fois plus prononcée que celle de l'atropine. Nous avons instillé à tous nos malades successivement de la solution d'atropine et de la solution d'ésérine, et nous avons constaté que si l'action de ces substances est faible sur la dilatation aussi bien que sur la contraction, elle est nulle sur la déformation.

Myosis. (Obs. VIII, XXVI, XXV, XXVII, XXX). — Le myosis est la perte de la dilatation réflexe aux excitations péri-

---

(1) De la réaction pupillaire prolongée aux toxiques comme signe précurseur de la paralysie générale progressive. *Journal de neurologie*, n° 3. *1904*.

phériques. On dit qu'il y a myosis lorsque la pupille est très étroite et que cette étroitesse persiste à éclairage très modéré, car dans les conditions normales et sous l'influence d'un éclairage un peu vif, la pupille se rétrécit d'une manière très marquée.

La paralysie du sympathique cervical entraîne une contraction pupillaire persistante.

L'instillation dans la conjonctive d'ésérine ou de pilocarpine provoque la contraction pupillaire, et le myosis s'observe aussi dans l'intoxication par la nicotine et après l'absorption prolongée d'opium et de chloral.

D'où l'indication chez nos malades de tenir compte du traitement dans les résultats de l'examen des pupilles.

Déformation pupillaire et irrégularité pupillaire, excentricité pupillaire. (Observations I, II, VI, IX, XIII, XV, XVI, XVII, XIX, XX, XXI, XXII, XXIII, XXIV, XXVIII, XXIX, XXX, XXXIII.) — En même temps que modifié dans ses dimensions, nous avons trouvé dans la première période de la P. G. l'iris modifié dans sa forme.

Ainsi que M. Gilbert Ballot et le professeur Joffroy l'ont constaté, ce symptôme est très fréquent et il peut précéder l'apparition du signe d'Argyll-Robertson. D'accord avec MM. Briand, Antheaume et Trenel, nous pensons que l'irrégularité pupillaire est presque aussi fréquente que l'inégalité pupillaire. La déformation qu'on observe le plus souvent modifie l'orifice pupillaire par segments qui deviennent rectilignes.

Du reste, de même que le signe d'Argyll, ce symptôme n'est pas particulier aux paralytiques généraux et on le retrouve aussi chez les tabétiques et les syphilitiques. Joffroy et Schrameck, qui ont insisté [1] sur la précocité, la cons-

_____

(1) Société de neurologie, mars, 1902.

tance et la haute valeur séméiologique de la déformation des pupilles, sont d'avis que ce symptôme marque le début de l'iridoplégie progressive, dont le signe d'Argyll-Robertson ne représente qu'un stade plus avancé.

L'inégalité pupillaire et la déformation n'entraînent pas forcément une diminution de l'acuité visuelle, ainsi que l'admet Mobèche, car certains malades, à la première période de la P. G. et chez lesquels les troubles existent, conservent leur acuité visuelle normale.

Perte du réflexe pupillaire à la lumière. — Ainsi que la plupart de nos observations le démontrent, les réactions à la lumière dans la P. G. ne sont presque jamais normales, si on fait plusieurs examens du malade. Cette constatation est en accord avec la loi formulée dans une récente étude par Marandon de Montyel : « Dans la P. G. à évolution complète, le réflexe irien à la lumière ne reste jamais toujours normal. » (1)

Les anomalies peuvent être les mêmes aux deux yeux ou bien être différentes à droite et à gauche. Tantôt il y a simple parésie, tantôt inertie totale. Chez un de nos malades nous avons trouvé le réflexe à la lumière exagéré (Obs. VI). Toujours, ainsi que le fait encore remarquer Marandon, l'abolition a été précédée, chez nos malades, d'un affaiblissement dont la durée est plus ou moins longue, mais qui ne manque jamais. L'affaiblissement fait place d'autant plus vite à l'inertie que la paralysie générale est plus avancée. Toutefois, ce n'est pas une règle absolue qu'à la dernière période le réflexe lumineux soit toujours aboli. Il est possible que la réaction ne soit qu'affaiblie : quelquefois même elle est normale.

_____

(1) Marandon de Montyel. Le réflexe lumineux dans la P. G. *Archives de neurologie.*

Immobilité pupillaire et acuité visuelle (Obs. XXI, XXIX, XXX). — Quant à la diminution de la vision de près, elle ne se produit, en général, que plus tard, lorsque la pupille en même temps qu'elle est dilatée devient immobile, c'est-à-dire non seulement lorsqu'elle n'est plus sensible à la lumière, mais encore ne réagit plus à l'accommodation. C'est déjà ce qu'avait signalé Vincent, lorsqu'après les recherches d'Argyll Robertson, en 1869, sur la dissociation des mouvements pupillaires dus au réflexe lumineux et des mouvements pupillaires dus au réflexe accommodateur, il conclut que dans la P. G. le réflexe lumineux est aboli, tandis que le réflexe à l'accommodation persiste. C'est le signe d'Argyll-Robertson.

Signe d'Argyll-Robertson (Obs., vrai : II, VII, VIII, IX, XIV, XV, XVIII, XIX, XX, XXI, XXII, XXV ; faux : IX, XVI, XVII, XXII, XXXIV, XXXV).

Ce signe s'observe dans toute sa rigueur au cours du tabes et même à la première période de la P. G. plus encore qu'à la période d'état. Celle-ci, en effet, se caractérise la plupart du temps par le signe que l'on peut appeler le faux Argyll-Robertson, c'est-à-dire qu'il n'y a pas de réaction à la lumière, mais en même temps on note la diminution du réflexe accommodateur, qui, plus tard, peut être aboli.

Cet état s'observe dans tous les cas où il existe une mydriase paralytique, mais on peut l'observer avec une pupille étroite.

Dans ces cas-là il accompagne toujours la perte du reflexe pupillaire à la lumière, et la dissociation inverse de celle qui constitue le signe d'Argyll Robertson (persistance de la réaction à la convergence et absence de réaction lumineuse) n'a pas encore été décrite, sauf par MM. Dide et Assicot (1) dans certains cas de démence précoce. D'après Brun et Morax, l'abolition des deux réflexes pupillaires dans ces conditions est toujours liée au tabes, à la paralysie générale ou à la syphilis cérébrale.

C'est même la syphilis qui, pour certains auteurs, est la cause principale des troubles accommodatifs. Elle peut donner lieu à des lésions directes et unilatérales de l'oculo-moteur commun ou de ses branches, elle peut frapper spécialement les fibres irido-ciliaires des deux côtés. « Cette paralysie isolée de l'accommodation indique en général que la syphilis affecte le type clinique de la paralysie générale ou du tabes. » (2)

Recherche du signe d'Argyll Robertson. — Quoi qu'il en soit, pas plus que les autres symptômes oculaires, le signe d'Argyll Robertson n'est pathognomonique de la paralysie générale, quoique on le rencontre encore plus fréquemment dans le tabes et très souvent aussi dans d'autres affections, en particulier dans la syphilis. Cependant, comme le fait remarquer le professeur Joffroy, il y a grand intérêt à rechercher ce trouble de dissociation du réflexe lumineux et du réflexe accommodateur, et cela dans des conditions spéciales : « Il faut d'abord, dit-il, s'assurer par l'éclairage oblique de l'absence des synéchies postérieures, traces d'anciennes iritis, puis surtout se mettre à l'abri, pour cette recherche du réflexe lumineux, de toute intervention du réflexe accommodateur. »

Le procédé le plus généralement employé dans les services consiste dans l'occlusion, puis l'ouverture brusque des paupières, mais il importe dans ce cas de ne pas se placer devant

---

(1) Dide et Assicot. *Signes oculaires dans la démence précoce.* (Congrès de Rennes, 1905.)

(2) Brun et Morax. *Traité de pathologie générale,* t. VI.

le malade qui, aussitôt que ses yeux sont ouverts, accommoderait à la distance où se trouve l'observateur qu'il est porté à regarder. On aurait alors un mouvement de l'iris, dû au réflexe accommodateur, que l'on attribuerait faussement au réflexe lumineux.

Nous avons utilisé le procédé suivant : le malade est assis dans une chambre qu'éclaire légèrement une source lumineuse placée sur le même plan que les yeux du malade et un peu en arrière de lui. On le fait regarder à cinq mètres en avant et fixer un point blanchâtre au mur, ou, s'il le peut, on le fait lire à haute voix les grosses lettres d'une échelle optométrique placée à cette même distance. L'accommodation se trouve ainsi en état de relâchement. L'observateur, se tenant en avant du malade et un peu de côté, réfléchit avec un miroir concave le faisceau lumineux provenant de la source de lumière sur l'œil du malade qui continue à épeler à haute voix les lettres de l'échelle optométrique, et de cette façon la réaction lumineuse est isolée de la réaction accommodative.

D'autres procédés peuvent encore être utilisés : celui par exemple qui consiste à placer le malade le dos à la fenêtre, en le faisant fixer un objet distant de 4 à 5 mètres, et à observer les dimensions des pupilles; puis à retourner le malade face à la fenêtre en le faisant regarder au loin ; le diamètre des pupilles doit alors diminuer si la réaction de la pupille à la lumière existe.

En résumé, ce qu'il importe dans la recherche du réflexe lumineux, c'est d'éliminer toute réaction pupillaire à l'accommodation.

En suivant ces règles on arrive à constater, d'accord avec le professeur Joffroy, que le signe d'Argyll Robertson s'établit d'une façon progressive, et que de plus, une fois installé, il est immuable.

Valeur diagnostique des troubles de la réaction consensuelle
(Obs. IV, XI, XV, XVI, XXI, XXVIII, XXIX, XXXIII,
XXXIV). — En outre, chaque fois qu'on constate la perte du
réflexe lumineux de la pupille dans un œil, on devra rechercher l'état de la réaction consensuelle. Lorsqu'on examine
les réactions pupillaires chez un individu sain, nous savons
que si on éclaire un œil, l'autre étant dans l'ombre, les deux
pupilles se contractent. C'est la réaction consensuelle normale. Les modifications suivantes peuvent se présenter :

1° La pupille du côté exposé à la lumière ne se contracte
pas, mais celle du côté opposé se contracte normalement. En
changeant le côté d'illumination, la réaction consensuelle ne
se produit pas.

Ce trouble présente une valeur diagnostique réelle, car il
indique une lésion périphérique de l'appareil nerveux inner-
vateur de la pupille du côté primitivement examiné. C'est le
cas de la mydriase paralytique, qu'elle soit d'origine syphilitique (syphilis cérébrale, tabes ou paralysie générale) ou
qu'elle soit causée par une section ou lésion de l'oculo-moteur
commun ou de ses filets moteurs de la pupille.

2° La pupille du côté opposé à la lumière ne se contracte
pas et il n'y a pas de réaction consensuelle, alors que l'expo-
sition à la lumière de l'autre œil détermine une contraction
pupillaire dans les deux yeux.

Cette modification de la réaction consensuelle indique un
trouble profond dans l'appareil de perception ou de transmis-
sion périphérique. Ex: Embolie de l'artère centrale de la
rétine, atrophie de papille monoculaire, sauf lorsqu'il s'agit
d'une atrophie tabétique du nerf optique, car alors les réactions pupillaires sont le plus souvent altérées.

3° La réaction consensuelle ne se produit pas, quel que

soit le côté éclairé. D'après Brun et Morax (1), qui ont le mieux étudié toutes ces modifications pupillaires, il s'agit toujours dans ces cas de lésions du système nerveux central ou périphérique, et avant tout de lésions syphilitiques.

Que vaut donc par lui-même ce symptôme si fréquent du début de la P. G. : l'inégalité pupillaire, ou plutôt ce qu'on pourrait appeler le signe objectif pupillaire en comprenant tout ce qui est de l'aspect extérieur des pupilles et de leurs réaction.

---

(1) *Traité de pathologie générale*, tome VI.

CHAPITRE II

——

Valeur des symptômes pupillaires pour le diagnostic différentiel

§ 1. CES SYMPTÔMES PUPILLAIRES AU COURS DES AFFECTIONS DONT LE DIAGNOSTIC EST A FAIRE AVEC LA P. G.

Quelle est donc son importance au point de vue du diagnostic différentiel ? et d'abord quelles sont les affections autres que la P. G. qui, au cours de leur évolution, présentent des symptômes pupillaires objectifs ?

États maniaques. — Dans la manie aiguë, les pupilles sont rétrécies. Dans la manie chronique, le myosis indiquerait, d'après Griesenger, le passage à la démence paralytique et serait d'un pronostic fort grave.

États mélancoliques. — Les mélancoliques, suivant qu'ils sont en état de stupeur ou en état d'anxiété, ont la pupille dilatée ou au contraire en myosis. L'inégalité pupillaire et les déformations existent avec une fréquence variable suivant qu'on observe des malades jeunes qui présentent le syndrome mélancolie, ou les mélancoliques séniles. D'après Kræplin, chez ceux-ci les réactions pupillaires sont souvent altérées.

De nos constatations personnelles sur 20 malades femmes,

il résulte qu'on constate souvent le myosis chez les mélancoliques d'involution sénile avec anxiété, tandis que chez les malades jeunes présentant le syndrome mélancolique, les pupilles sont en mydriase et il en est de même des mélancoliques avec stupeur.

Folie périodique. — L'inégalité pupillaire a été signalée dans cette psychose par Ritti et Régis, qui donnent à ce trouble oculaire la valeur d'un phénomène congestif.

Confusion mentale. — Au point de vue physique, le syndrome de la confusion mentale se maniste par une inégalité instable et variable des pupilles et l'extrême rareté du signe d'Argyll Robertson.

Neurasthénie. — Tous les auteurs sont d'accord pour admettre que :

1° L'inégalité est rare ;

2° Les réactions pupillaires sont le plus généralement conservées, quelquefois lentes à s'établir ;

3° Il est très fréquent d'observer un certain trouble de l'accommodation qui relève bien plutôt de la difficulté de soutenir l'effort accommodatif que de l'impossibilité de faire cet effort. Il en est de même de la diplopie croisée n'existant que de près, qui peut être un trouble névropathique désigné parfois du nom d'insuffisance de convergence et qui s'observe aussi bien dans l'hystérie que dans les états neurasthéniques ;

4° Les pupilles sont presque toujours dilatées, avec des alternatives brusques de myosis et de mydriase, mais pour revenir à la dilatation. Mais ce signe n'est pas le seul qui présenterait quelque valeur diagnostique pour la distinction à établir entre la P. G. à forme neurasthénique et la neurasthénie.

Kraft-Ebing (1) dit que l'examen du champ visuel permet de faire ce diagnostic avec précision. Son assistant, le professeur Kernfeld, a observé un grand nombre de paralytiques généraux et de neurasthéniques.

Il affirme que chez ces derniers le champ visuel est absolument normal pour les différentes couleurs. Chez les paralytiques généraux, au contraire, on observe une dyschromatopsie très nette ; le malade présente un rétrécissement très marqué pour le blanc. Dans les cas avancés la lésion est seulement centrale. Kernfeld n'a jamais trouvé cependant de lésions ophtalmoscopiques permettant d'expliquer ces faits.

Démence précoce. — Les signes oculaires chez les déments précoces ont été décrits tout récemment par Dide et Assicot (2). Ces auteurs ont noté :

1° Un affaiblissement et même une absence totale des deux réflexes à la lumière et à l'accommodation ;

2° Plus souvent une dissociation contraire au signe d'Argyll Robertson ; c'est-à-dire diminution ou abolition du réflexe d'accommodation avec conservation du réflexe lumineux ;

3° Très souvent un trouble de la réflectivité pupillaire consistant en une diminution ou abolition passagère du réflexe lumineux, et en outre, chez ces malades, l'inégalité pupillaire, les déformations, le myosis, n'existent pas ou très rarement.

D'autre part, en relisant les observations de la thèse de Mignot, sur les troubles oculo-pupillaires dans les différentes formes de la démence précoce, on arrive à déduire que,

---

(1) Kraft-Ebing. Festchrift-Illeman. Heildelberg, 1892.
(2) Troubles physiques chez les déments précoces (*Annales médico-psychologiques*, juin 1902).

ou bien il n'y a pas de troubles des réactions, ou bien on rencontre ceux qui sont caractérisés dans toutes les psycho-ses.

Enfin, Serieux et Masselon, d'une étude faite « sur les troubles physiques chez les déments précoces » (1) tirent les conclusions suivantes en ce qui concerne les signes oculaires, dans 50 cas examinés :

La dilatation pupillaire sans être toujours constante chez le même sujet est un des signes qui manifestent le moins de variabilité et est plus fréquent que le myosis.

L'inégalité pupillaire est un signe assez variable et assez peu constant.

Les déformations pupillaires ont été observées dans 44 pour 100 des cas.

Le réflexe lumineux n'est jamais totalement aboli, mais souvent affaibli. Troubles variables chez le même sujet.

Les altérations du réflexe accommodateur sont à peu près semblables à celle du réflexe lumineux, c'est-à-dire affaiblissement plus ou moins prononcé et variable chez le même individu.

Le signe d'Argyll Robertson n'a jamais été observé par ces auteurs.

Nous avons recherché avec soin ces troubles pupillaires chez 10 malades femmes démentes précoces, parmi lesquelles deux catatoniques. Dans un seul cas nous avons trouvé le signe appelé réflexe paradoxal, c'est-à-dire dilatation pupillaire pour la vision de près, et rétrécissement pour la vision éloignée, et dans un autre cas, l'hippus chez une catatonique.

_____

(1) Congrès de Rennes 1905. Signes oculaires dans la démence précoce.

Trois fois il y avait en même temps affaiblissement du réflexe à la lumière et du réflexe à l'accommodation. Nos autres malades ne présentaient rien d'anormal du côté de l'iris et de la pupille.

Notre désillusion, en présence de ces examens négatifs, a été d'autant plus grande qu'il nous semblait que les phénomènes décrits par MM. Dide et Assicot prendraient l'importance d'un véritable signe pathognomonique de la démence précoce. Mais puisque, ou bien ces troubles sont très rares, ou bien les signes observés se retrouvent dans toutes les psychoses, ils perdent presque toute leur valeur diagnostique. Les adversaires de la démence précoce, telle qu'elle a été décrites par les Allemands, peuvent en conclure, ainsi que fait Marandon de Montyel (1), (et il rappelle à ce sujet avoir examiné avec Masselon les yeux des déments précoces de son service', à la similitude complète d'après les signes oculaires et autres entre les folies dégénératives et les trois formes délirantes de la démence précoce décrites par Kræplin.

Les partisans de la théorie allemande, au contraire, répondront que s'ils décrivent les mêmes choses sous d'autres noms, c'est que presque tous les aliénés (65 p. 100, d'après le rapport de Deny et Roy au Congrès de Pau', sont des déments précoces.

Toutefois, peut-être que dans l'avenir, par la recherche systématique dans un plus grand nombre de cas, des symptômes décrits par Dide, il sera possible d'arriver à un diagnostic plus précis de la démence précoce.

Idiotie. — Chez les idiots, il n'y a aucune règle, ainsi que l'a montré M. Marie et que nous l'avons observé nous-même. Tantôt il y a myosis; tantôt dilatation extrême et enfin, l'inégalité pupillaire d'origine congénitale est fréquente.

(1) *Annales médico-psychologiques*, septembre-octobre 1905.

Épilepsie. — Pendant le stade tonique, dans l'épilepsie, les pupilles sont dilatées, la sensabilité est très diminuée et quelquefois même disparaît. Au moment des convulsions il y a successivement contraction, puis dilatation, ou bien l'une des pupilles est rétrécie, tandis que l'autre est dilatée ; à la fin de la période comateuse, alors que l'épileptique reprend conscience, les pupilles se contractent de nouveau et redeviennent égales.

Même dans les accès irréguliers ou avortés, on observe cette dilatation de la pupille, dont l'importance en médecine légale est incontestable quand il s'agit de reconnaître si une attaque d'épilepsie est simulée.

Au contraire, les convulsions épileptiformes qui se produisent au cours des ictus fréquents même à la première période de la P. G. s'accompagnent de myosis,

Le symptôme pupillaire présente donc dans ce cas une valeur diagnostique de très grande importance.

Hystérie. — Charcot et Richer ont bien étudié les modifications pupillaires chez les hystériques.

Pendant l'attaque, les pupilles sont le plus souvent en état de dilatation, mais elles peuvent se resserrer sous l'influence de la lumière, et il y a là un élément de diagnostic entre la crise épileptique et la crise hystérique.

Cependant Pansier (d'Avignon), cité par Déjerine (1), a noté dans l'hystérie des pupilles étroites insensibles à la lumière et présentant de légères oscillations pendant toute la durée de l'attaque.

Dans la catalepsie, ainsi que nous avons pu le constater chez une hystérique du service qu'on a alimentée à la sonde

_____

(1) *Traité de pathologie générale.* Séméiologie de l'appareil de la vision.

pendant plusieurs mois, les yeux au début étaient ouverts, le regard d'une fixité absolue, la pupille d'ordinaire légèrement dilatée.

Après que cet état se fut prolongé nous avons pu constater une mydriase double très prononcée, en même temps que les conjonctives se congestionnaient et que les yeux se remplissaient de larmes dont l'écoulement normal ne se produisait plus. Clignotement nul. Réflexe cornéen complètement aboli.

Nous n'avons pas à poursuivre ici l'étude des autres symptômes oculaires notés chez cette malade. Son observation serait le tableau exact des troubles visuels ordinairement décrits chez les hystériques.

Ce tableau ne peut s'appliquer du reste à tous les cas. Karplus (1) a montré, en s'appuyant sur des observations nombreuses, que certaines grandes attaques d'hystérie s'accompagnaient d'immobilité pupillaire. C'est aussi l'opinion de Pansier et Férier, qui n'admettent pas ainsi qu'on puisse utiliser ce signe, comme le disent la plupart des auteurs, pour le diagnostic différentiel de l'hystérie et de l'épilepsie.

Méningites. — A la période d'excitation du début, le myosis accompagne les contractions généralisées ; s'il se produit une crise douloureuse, la contraction pupillaire se relâche comme dans le tabes, mais la pupille se rétrécit de nouveau, aussitôt la crise passée.

A la période des paralysies, il y a mydriase, de même qu'il y a résolution musculaire générale, à moins que, comme le pense Robin, ce soit la paralysie de l'oculo-moteur qui entraîne le relâchement pupillaire.

Pendant cette période, de même qu'au premier stade de la

_____

(1) *Jahrbuch Psychiatrie*, 1898.

maladie, s'il survient une crise douloureuse, la dilatation, déjà constatée antérieurement s'augmente, et cette mydriase surajoutée, pour ainsi dire, dure aussi longtemps que la crise elle-même.

Dans les méningites chroniques les modifications pupillaires sont soumises d'une part à la paralysie totale de la troisième paire, d'autre part à l'exagération ou à la diminution des réflexes rétiniens.

Ces symptômes aideraient au diagnostic dans le cas où à la première période de la P. G. se produirait un ictus précédé de crises douloureuses de migraine avec vomissements, pouvant en imposer pour du méningisme ou pour une méningite simple.

Migraine. — A propos de la migraine simple on a signalé et nous avons nous-même vérifié le fait que la pupille était dilatée du côté de l'hémicranie et, s'il y a un état nauséeux, au moment du vomissement la dilatation augmente.

Symptômes pupillaires dans la syphilis. — On sait combien le diagnostic est souvent difficile entre la syphilis et la P. G. au début, l'une et l'autre affection s'accompagnant des mêmes troubles pupillaires ; l'inégalité qui correspond toujours à un trouble dans la motricité de l'œil, la déformation pupillaire et le signe d'Argyll Robertson.

Du reste, d'après Jocqs (1), la syphilis seule ne suffit pas à donner lieu au phénomène d'Argyll Robertson : « Ce signe indique toujours, dit-il, le tabes ou une autre lésion médul-

---

(1) Jocqs. Valeur séméiologique des troubles pupillaires dans les affections cérébro-spinales. Congrès des médecins aliénistes et neurologistes (Rennes, 1903).

laire. Si on l'observe souvent chez les syphilitiques, c'est que beaucoup de syphilitiques deviennent tabétiques. Mais tous les tabétiques ne sont pas syphilitiques. Les troubles pupillaires que l'on peut attribuer à la syphilis, sont ceux qui constitués par l'ophtalmoplégie interne, partielle ou totale (paralysie du muscle accommodateur ou des deux à la fois).

« Les lésions causales de ces troubles pupillaires, dans la syphilis, sont rarement d'origine nucléaire, mais le plus souvent d'origine basale. Ils n'ont rien à voir avec le tabes ».

La constatation de ces mêmes symptômes met aussi en valeur le rapport de la syphilis et de la P. G. en même temps que s'expliquent les difficultés du diagnostic, d'autant plus que, comme le dit Marchand, dans une récente étude (1), l'anatomie pathologique démontre souvent chez le même sujet la coexistence des lésions dues à l'une et à l'autre.

Intoxication saturnine. — Comme l'intoxication alcoolique, l'intoxication saturnine peut déterminer des troubles pupillaires qui rappellent ceux du syndrome : paralysie générale. Le diagnostic peut rester hésitant, d'autant plus que le saturnisme tient une place importante, ainsi que l'a démontré encore tout récemment le docteur Mosny (2), dans l'étiologie de la paralysie générale, au même titre que les autres infections ou intoxications.

Symptômes pupillaires dans l'alcoolisme chronique. — Dans l'alcoolisme chronique, les pupilles sont paresseuses, légèrement en myosis, mais le plus souvent égales.

---

(1) Syphilis et P. G. (*Archives de Neurologie*, octobre 1904.
(2) Réunion organisée au Trocadéro contre les accidents causés par la céruse, 4 novembre 1905.

Cependant, d'après Dupré (1), l'inégalité pupillaire est un signe commun aux deux affections.

Magnan a signalé que l'inégalité pupillaire est surtout manifeste chez les alcooliques, pendant les accès de délire hallucinatoire.

Régis insiste sur ce fait que l'alcoolique devenu dément ou pseudo-paralytique présente, en même temps qu'une inégalité pupillaire constante et qui s'atténue à peine pendant les périodes de rémission, des déformations pupillaires plus fréquentes encore que dans la P. G. et l'altération des réflexes pupillaires.

En revanche, le signe d'Argyll-Robertson est très rare dans l'alcoolisme chronique, indépendant des lésions paralytiques. Parfois il existe un degré de strabisme ou de ptosis. La vision présente des troubles fréquents dus à une névrite rétrobulbaire consistant en une diminution de l'acuité, et d'après Babinski, en un scotome central ayant la forme d'une ellipse dont le grand axe est horizontal.

La connaissance de ces faits n'est pas sans importance, car on sait quelles difficultés présente souvent le diagnostic entre l'alcoolisme chronique et la P. G. au début.

Diagnostic d'autant plus important, pour le malade, que le médecin a le devoir d'hésiter avant de recourir à la séquestration rapide de l'alcoolique. L'internement cause parfois à celui qui en a été l'objet un préjudice social considérable. Ainsi que le fait si justement remarque Juquelier, lorsqu'un alcoolique n'est pas halluciné, que ses troubles mentaux sont éphémères, il convient d'attendre avant de conseiller le placement à l'asile. « L'ouvrier sorti de l'asile trouve plus » difficilement à s'employer que l'ouvrier sorti de prison, et

---

(1) Article P. G.: du *Traité de pathologie mentale* (Gilbert Ballet).

3

» dans d'autres milieux, un internement, même court, suffit
» à briser une carrière. (1) »

Le moindre signe prend sa valeur dans les cas très délicats
où les deux affections se superposent, puisque souvent, l'alcoolisme chronique est un bon terrain d'éclosion pour la P.G.
(paralysie générale alcoolique, décrite par le professeur
Mairet).

. Dans quelle mesure les symptômes pupillaires peuvent-ils
encore servir au diagnostic lorsque le début de la maladie se
fait par poussées congestives ? Dans ce cas, ainsi que le
montrent les observations, c'est d'abord tantôt un accès de
migraine ophtalmique, tantôt un ou plusieurs accès épileptiformes ou apoplectiformes ou même simplement une perte
de connaissance, une hémiplégie passagère qui précède les
troubles psychiques.

De par ce fait même que le processus morbide de la P. G.
frappe le sytème cérébro-spinal tout entier, on observera les
troubles dépendant des diverses altérations : de la méningite
et la pachyméningite, de l'encéphalite interstitielle, de la
myélite diffuse périépendymaire et périphérique, et de la
phlegmasie chronique des nerfs. C'est ce qui explique combien il est difficile de séparer la description des troubles
pupillaires de toutes ces affections du tableau que présente
l'œil au cours de la P. G. Il faut donc connaître l'état des
pupilles dans ces différents états et étudier les symptômes
qu'ils présentent du côté de l'œil; ce sera en même temps
noter l'aspect du sphincter irien au cours d'un ictus à la
première période de la maladie de Bayle.

_____

(1) L'internement des alcooliques atteints de délire subaigu Clinique de Sainte-Anne, décembre 1903.

Les modifications du système vasculaire cérébro-spinal retentissent dès le début sur la pupille.

Anémie cérébrale. — Dans l'anémie cérébrale, si fréquente dans la forme dite neurasthénique de la P. G., les pupilles sont dilatées par suite de l'ischémie irienne et de l'atonie du sphincter qui prend part à la faiblesse musculaire générale.

Congestion. — Au contraire, dans les cas de congestion, l'œil supporte mal la lumière et il se produit du myosis réflexe par réplétion des vaisseaux iriens. A noter toutefois, ainsi que nous l'avons fait remarquer, que l'inégalité pupillaire ne disparaît pas, et que le rétrécissement est relatif, bien que se produisant sur les deux pupilles, c'est-à-dire que la pupille dilatée opposée à une vive lumière se contracte légèrement, mais beaucoup moins que la pupille non dilatée.

Des auteurs, comme Duval, disent que, dans les cas de congestion passive et chronique, c'est la mydriase qui est observée.

Embolie cérébrale. — L'ictus, ce symptôme si souvent signalé au début de la P. G., peut être causé par une rupture vasculaire, ou bien, ce qui est plus rare, se produire parce qu'un embolus dans le cas d'artérite syphilitique, par exemple, oblitère l'artère sylvienne.

Ainsi que l'explique Robin, il peut en résulter un afflux sanguin plus considérable dans la veine ophtalmique, se manifestant en clinique par du myosis unilatéral, direct et transitoire.

D'autres auteurs, Erlemmeyer, Hammond ont trouvé des résultats contradictoires en ce qui concerne la mydriase et le myosis. Nous n'avons pu nous-même vérifier des faits cliniques de ce genre.

Hémorragie cérébrale. — Jourdan disait que : « La dilata-
» tation et l'immobilité des pupilles à l'approche d'une chan-
» delle allumée est une preuve du grand engorgement du
» cerveau dans les apoplexies. »

D'après lui et aussi d'après Robin, les troubles pupillaires
seraient d'autant plus marqués que l'épanchement serait plus
abondant. Du reste ces symptômes sont très inconstants, et,
bien que la mydriase soit le signe le plus fréquemment observé, es auteurs n'ont pu établir une règle fixe d'après le
siège de la lésion. La plupart d'entre eux adoptent la théorie
de Duret, d'après laquelle il se produirait un choc intra-
cérébral. L'hémorragie introduisant brusquement dans l'en-
céphale une quantité plus ou moins grande de liquide,
chasse le liquide céphalo-rachidien qui vient distendre le
quatrième ventricule, d'où véritable choc retentissant sur
les noyaux nerveux qui commandent aux troubles pupillaires.

Les résultats sont contradictoires en ce qui touche aux
modifications de la pupille d'après le siège de l'hémorragie.
Toutefois on note une mydriase presque constante si l'épanchement s'est produit au niveau des pédoncules (Carrère) (1).
En même temps il y a paralysie directe du moteur oculaire
commun, aussi bien mydriase que myosis, si l'hémorragie
est protubérantielle.

Peut-être cependant le myosis intense doit-il faire penser à
une hémorragie siégeant au niveau de la protubérance, puisque, d'après Robin, la contraction pupillaire exagérée chez un
malade dans le coma doit faire penser soit à un empoison-
nement par l'opium, soit à une hémorragie protubérantielle.

_____

(1) Carrère. Thèse de Paris, 1857.

De même il y a tantôt myosis, tantôt mydriase dans les hémorragies cérébelleuses.

Inondation ventriculaire. — L'inondation ventriculaire s'accompagne de myosis intense, non dilatable par l'obscurité, à moins d'une compression de l'oculo-moteur.

Hémorragie bulbaire. — L'hémorragie bulbaire, d'après Morret, entraînerait la mydriase double, tandis que les paralysies bulbaires seraient suivies le plus souvent de myosis parfois unilatéral, plus rarement de mydriase.

La connaissance de toutes ces modifications pupillaires est-elle d'un grand secours pour le diagnostic d'une hémorragie cérébrale chez un malade non paralytique général ? Le médecin appelé à se prononcer simplement sur le syndrome hémorragie cérébrale et qui n'aurait pas vu le malade évoluer jusque-là serait-il autorisé par l'examen des symptômes oculo-pupillaires seulement à songer à la P. G. plutôt qu'à tous les cas que nous venons d'exposer? Nous ne le pensons pas, d'autant que tous les cas peuvent être observés au cours de la P. G. et qu'il peut se produire aussi bien une hémorragie bulbaire qu'un embolus en un point quelconque de l'artère sylvienne. C'est pourquoi la description des troubles oculo-pupillaires pendant l'ictus est complète par cela même que nous les avons énumérés dans les diverses formes que peut prendre cet accident, dès la période de début de la P. G. L'ictus est un phénomène variable, en effet, non pas dans son apparition, car son caractère essentiel est de survenir brusquement, mais dans son intensité et la forme qu'il affecte. Les anciens auteurs confondaient sous le nom d'attaques congestives les ictus apoplectiques, épileptiques, aphasiques et vertigineux. L'examen de l'œil pendant les ictus, depuis le vertige simple, attaque passagère de torpeur cérébrale avec somnolence et confusion intellectuelle, jusqu'à l'accès d'apoplexie franche avec perte absolue de connaissance et coma stertoreux n'apprend rien qui permette d'établir le diagnostic: Paralysie générale. Abstraction faite, bien entendu, dans cette observation, de la connaissance des autres symptômes, des antécédents du malade, et en admettant que l'observateur ne puisse pas suivre la marche de l'ictus lui-même qui se caractérise d'ordinaire par d'autres signes que nous n'avons pas à étudier ici.

Valeur des troubles pupillaires pour le diagnostic de la P. G. et du tabes dorsalis. — C'est surtout lorsqu'il s'agit d'étudier le diagnostic différentiel entre les troubles pupillaires de la P. G. et du tabes qu'on ne peut séparer les modifications de la réflectivité des modifications dans la forme et dans les dimensions du sphincter irien (Obs. de Fursac).

L'inégalité pupillaire isolée ou jointe à des troubles de l'accommodation tels que l'hypermétropie et la myopie fut l'un des premiers troubles observés chez les tabétiques par Duchenne (de Boulogne), qui plus tard signala le resserrement des deux pupilles et aussi leur dilatation au moment des crises douloureuses. Il y a donc une certaine analogie entre les symptômes oculaires observés dans la P. G. et dans le tabes, et le diagnostic différentiel ne peut s'établir qu'en étudiant bien minutieusement l'état de l'orifice pupillaire, en même temps qu'en cherchant le signe d'Argyll Robertson avec toutes ses particularités. Dès 1869, cet auteur signala que les pupilles en état de myosis ataxique ne se dilataient plus sous l'influence de la lumière, tandis que leur diamètre se modifiait sous l'influence des efforts de l'accommodation.

Plus tard, en faisant varier les conditions d'éclairage et d'accommodation, Vincent arrive aux conclusions suivantes :

Au début du tabes dorsalis, les phénomènes oculaires sont par ordre de fréquence : en présence de la lumière :

1° Diminution très prononcée de la contractilité pupillaire, tandis qu'elle reste normale sous l'influence de l'accommodation.

2° Dilatation avec ou sans inégalité des pupilles.

Il y a donc déjà une différence avec les symptômes constatés, puisque nous savons que, en général, dans la P. G. le premier symptôme observé est l'inégalité pupillaire avec réflexe lumineux diminué, et que la pupille dilatée réagit bien, tandis que dans le tabes ce sont les deux pupilles qui présentent à degré égal cette résistance à la contraction, en même temps que, en général, il y a coïncidence avec le myosis double. D'autre part, c'est la diminution de la contractibilité pupillaire qui devient le signe de premier ordre dans le tabes, celui qui attire d'abord l'attention, tandis que dans la P. G. il semble que ce symptôme n'apparaisse qu'après qu'on a constaté déjà l'inagalité des pupilles. Du reste, dans le tabes comme dans la P. G., l'insensibilité des pupilles à la lumière avec persistance du réflexe accommodateur ne dépend pas du degré de contraction des pupilles, ni de leur état de dilatation, il y a simplement dans le tabes, d'après Robin, coïncidence du défaut de contraction à la lumière et du myosis.

Si, à la première période de l'ataxie locomotrice, le signe d'Argyll Robertson n'est pas constant, à la deuxième période il existe toujours : Réaction imparfaite à la lumière, réflexe accommodateur conservé. On peut constater à cette période encore fréquemment l'inégalité pupillaire, moins souvent le myosis.

De sorte que, comme le dit Dubos (1) dans sa thèse, le

_____

(1) C. Dubos, Du diagnostic de la P. G. (Thèse de Montpellier, 1905).

diagnostic de la paralysie générale et du tabes est relative-
ment facile, si on prend soin de distinguer le « vrai » signe
d'Argyll Robertson, du faux Argyll Robertson. L'un est le
trouble capital, du côté des yeux, à la période d'état du
tabes ; l'autre s'observe surtout à la deuxième période de la
paralysie générale et se caractérise ainsi : Parésie pupillaire,
et par conséquent pas de réaction à la lumière, mais en même
temps le réflexe accommodateur est toujours diminué, sinon
aboli.

Un autre signe oculaire étudié par Brun et Morax qui peut
servir au diagnostic se présente souvent au début du tabes.
Il consiste en ce que la paralysie accommodatrice est précédée
par un trouble particulier qui constitue une véritable incoor-
dination de l'accommodation. Celle-ci ne peut rester fixée
quelque temps et le malade est obligé de varier la distance de
l'objet ou du livre pour suivre les variations involontaires de
son accommodation.

A noter aussi que le strabisme convergent ou divergent
est le plus habituellement d'origine paralytique. Il survient
dans les lésions des oculo-moteurs externes ou communs,
quelle qu'en soit l'étiologie, si le trouble nerveux devient
permanent. Il est surtout des plus nettement accusés dans le
tabes.

Enfin, dans le tabes, le réflexe pupillaire à la douleur
(dilatation de la pupille après pincement de la peau) fait en
général défaut.

La constatation du signe de Piltz n'est pas propre à la P. G.
Piltz a constaté aussi dans 48 cas sur 70 tabétiques observés
dans le service de Déjerine, qu'après l'occlusion énergique
des yeux et au moment de leur réouverture, les pupilles sont
plus étroites qu'avant la fermeture des paupières. A l'état
normal, cette constriction rapide et momentanément et tout
à fait exceptionnelle. Piltz n'a observé ce phénomènes qu'au

cours de la paralysie générale, du tabes et de la démence précoce à forme catatonique.

A la troisième période du tabes, les pupilles sont parfois de grandeur normale, ou bien sont dilatées, mais aussi bien dans le tabes qu'à la période terminale de la P. G. elles sont immobiles devant la lumière comme devant l'accommodation. D'où il résulte que c'est surtout au début que l'étude des symptômes oculaires peut donner des renseignements pour le diagnostic P. G. ou tabes. Car dans quelques cas, bien caractérisés dès le début des premières manifestations de la maladie de Duchenne, on trouve ce signe : défaut de réaction de la pupille devant l'excitation lumineuse, persistance de cette réaction devant l'accommodation, le tout coïncidant le plus habituellement avec du myosis.

Sans doute, en dehors des autres symptômes (crises gastriques, douleurs fulgurantes), on n'affirmera pas le tabes, surtout si on considère que la P. G., même au début, présente ce même symptôme ; mais dans ce dernier cas, plus souvent il y a en même temps inégalité pupillaire ; ou plutôt c'est l'inégalité pupillaire qui a précédé le signe d'Argyll Robertson. Il est vrai qu'on a noté aussi le myosis, mais exceptionnellement, dans les formes P. G. à marche très rapide. Il peut y avoir une cause d'erreur, lorsque le signe d'Argyll Robertson à la première période de l'ataxie s'accompagne de dilatation pupillaire ; mais dans ce cas Trousseau et Duchenne ont observé que ce phénomène se produisait au cours des crises douloureuses ou bien qu'il existait une paralysie dissociée de la troisième paire.

Sclérose en plaques. — Dans la sclérose en plaques on a

---

(1) A. Rodiet et Panster, *Province médicale*, avril 1906.

noté l'inégalité pupillaire comme dans le tabes et la P. G., mais le signe d'Argyll Robertson n'existe pas et même l'inégalité pupillaire paraît aussi rare dans la sclérose en plaques que fréquente dans la P. G.

Tuberculose, anémie. — L'inégalité pupillaire a été observée aussi dans l'anémie, le goître exophtalmique, les excitations douloureuses des nerfs sensitifs, aussi bien que dans la tuberculose ganglionnaire. Dans ce cas, ce symptôme qui a été indiqué par Destru et reproduit expérimentalement chez les animaux, peut servir au diagnostic précoce de la tuberculose en relevant l'existence d'une adénite trachéo-bronchique.

Ectasies aortiques. — Plus récemment, Babinski et Vaquez (1) ont établi les relations existant entre l'inégalité pupillaire et les ectasies aortiques, syndrome de Babinski).

Il ne peut donc être question d'attacher une grande valeur à ce signe pris isolément puisqu'on le retrouve ainsi dans des maladies très différentes.

Du reste les modifications pupillaires ne peuvent servir avec certitude au diagnostic aussi bien dans la P. G. que dans le tabes et la méningite, qu'à la condition de les associer aux autres symptômes de la maladie.

§ II. Importance particulière de quelques symptômes pupillaires

Importance du signe d'Argyll Robertson dans la P. G. — Ce qui frappe dans l'étude des troubles oculaires du début de

(1) Babinski et Vaquez, *Société médicale des hôpitaux*, 1902.

la P. G., c'est que ces phénomènes du côté de la forme et des dimensions de la pupille s'accompagnent presque toujours du signe d'Argyll Robertson qui n'y est jamais pris comme dans le tabes. Ce qui apparaît d'abord dans la P. G., c'est la parésie allant jusqu'à la paralysie complète du muscle constricteur ; puis la parésie, jusqu'à la paralysie complète du muscle accommodateur. En somme c'est l'ophtalmoplégie interne progressive.

L'inégalité pupillaire tient uniquement à la différence de marche de l'ophtalmoplégie dans les deux yeux (1).

Sur une forme spéciale d'atrophie de l'iris au cours de la P. G. et du tabes. — Ses rapports avec l'irrégularité et les troubles réflexes de la pupille (observations XIV-XXIII).

Dans quelques cas, nous avons observé, ainsi que l'a fait M. Dupuy-Dutemps (2), une atrophie particulière de l'iris qu'il faut rattacher d'accord avec Babinski, aux affections dans lesquelles on trouve le signe d'Argyll Robertson: la paralysie générale, le tabes et, en général, la syphilis ancienne, acquise ou héréditaire.

« Tout le monde connaît, dit Dupuy-Dutemps, cette expression particulière du regard chez les tabétiques ou les paralytiques généraux, qui suffit parfois pour faire soupçonner à distance le diagnostic, et que Gilles de la Tourette avait voulu définir en une formule concise : « œil brillant, regard atone ». Elle est indépendante de la fixité paralytique des yeux, ainsi que de l'amblyopie ou de l'amaurose et se voit surtout dans les cas anciens. »

Pour étudier les altérations de l'iris qui produisent en dehors de l'enophtalmie, du myosis et de l'inégalité pupillaire,

(1) Jocqs. Congrès de Rennes, 1905.

(2) Communication faite à la Société d'ophtalmologie, le 4 mai 1905.

ce regard spécial à certains paralytiques généraux, il faut se servir de l'éclairage oblique et étudier à la loupe les reliefs de l'iris et son épaisseur. On s'aperçoit ainsi que, au pourtour de la pupille, le tissu irien normalement épais et charnu, est extrêmement aminci et ne forme plus de bourrelet sensible, de sorte que la surface de l'iris est plate et parcourue seulement par une striation fine qui ne fait aucun relief. Suivant l'expression de Dupuy-Dutemps qui a décrit ces lésions, « l'iris donne l'impression d'une teinture ou teinte plate et a perdu son aspect brillant. » Toutefois, ainsi que la recommande cet auteur, il faut faire varier la direction de l'éclairage pendant l'examen, pour ne pas prendre, comme reliefs de la matière irienne, les teintes diverses qu'elle peut encore présenter dans ses différentes régions.

En somme, l'iris est aminci ; il a perdu ses reliefs et cet aspect est spécial à la P. G., au tabes et à la syphilis. L'atrophie irienne ne se trouve pas chez les sujets normaux ; chez les vieillards et les myopes à fort degré, il peut se faire que l'iris soit aminci et ses reliefs effacés, mais ses modifications de structure sont uniformes, également réparties, et ne se distribuent jamais en secteur ; enfin, les réactions pupillaires sont toujours conservées. D'autre part le glaucome chronique subaigu est la seule affection oculaire qui présente une atrophie de l'iris semblable à celle de la P. G. et du tabes et s'accompagnant aussi de l'abolition du réflexe lumineux.

Quant à l'époque de l'apparition de ce trouble oculaire, la règle établie par Dupuy-Dutemps, et que nous avons vérifiée, est que : le réflexe photomoteur est déjà aboli, lorsqu'on peut constater une atrophie appréciable. D'où cette conclusion de l'auteur des premières recherches faites à ce sujet, « que l'aspect atrophique de l'iris peut suffire seul, sans autre exploration pour permettre d'affirmer à priori l'absence de réaction lumineuse.

Valeur diagnostique de l'atrophie irienne. — D'autre conclusions non moins importantes pour le diagnostic sont que :

1° Cette lésion, comme la plupart des symptômes du groupe pathologique auquel elle se rattache, est inconstante et très variable par sa fréquence, sa marche et son intensité.

2° Comme le signe d'Argyll, lui-même, elle est indépenpendante des autres symptômes oculaires de la P. G. (paralysies intrinsèques, ptosis, atrophie optique).

3° Ses rapports ne sont constants qu'avec les troubles spéciaux de la motilité réflexe de la pupille et principalement avec le signe d'Argyll.

4° Une lésion pure et limitée du tronc ou du noyau du moteur oculaire commun est incapable de déterminer, même après longtemps, l'atrophie de l'iris, et cette altération n'existe que dans la syphilis, le tabes et la P. G.

Ainsi donc, en présence d'une paralysie de l'iris, qu'il y ait ou non mydriase, ou même paralysie totale de la troisième paire, si cette paralysie s'accompagne de l'aspect spécial que le docteur Dupuy-Dutemps a décrit (absence de reliefs et amincissement), on peut affirmer, même en dehors de tout autre symptôme, que le malade est, ou un paralytique général au début, ou un tabétique, et dans les deux cas presque sûrement un syphilitique.

D'où l'importance particulière de l'atrophie irienne au point de vue du diagnostic, du pronostic, de la médecine légale et des contrats d'assurances.

DEUXIÈME PARTIE

DEUXIÈME PÉRIODE, PÉRIODE D'ÉTAT

Aussi bien pour les symptômes oculaires que pour les autres troubles habituels de la P. G., le passage de la période de début à la période d'état ne se caractérise par aucun signe particulier. Le diagnostic s'affermit cependant par l'aggravation générale des symptômes déjà constatés et parce que l'évolution, si lente qu'elle soit, est fatalement progressive.

On retrouve donc l'inégalité pupillaire avec les variations que nous avons étudiées, et aussi l'irrégularité pupillaire et la déformation pupillaire. Plus que jamais à cette période, il importe de rechercher l'état des réactions de l'iris à la lumière et à l'accommodation, et si le signe d'Argyll Robertson n'est pas aussi constant que dans le tabes tout au moins est-il si fréquent qu'il compte parmi les meilleurs éléments de diagnostic.

En effet, ainsi que nous l'avons vu, la marche de l'affection s'affirme ainsi : d'abord parésie, ensuite paralysie du mouvement de réaction à la lumière : puis parésie, et ensuite paralysie à l'accommodation.

Cependant ce qu'il faut signaler, c'est qu'à ce moment et avec les progrès de l'affection les troubles pupillaires deviennent définitifs. A la première période nous avons vu que ces troubles peuvent être passagers et présenter une intermittence, une variabilité qui dépend très probablement, ainsi que le veut Dupré, d'influences toxiques, elles-mêmes intermittentes, ce qui les distingue difficilement des troubles analogues observés dans les psychoses toxiques, le délire aigu, l'alcoolisme, etc. A la période d'état se vérifie d'ordinaire l'observation de Tauzy, que les troubles pupillaires et psychiques suivent une marche paralèlle.

TROISIÈME PARTIE

TROISIÈME PÉRIODE

Les troubles pupillaires sont caractéristiques chez tous nos malades, à un moment quelconque de l'évolution de la maladie, mais, surtout à la troisième période, on note un affaiblissement très marqué du réflexe lumineux. Le plus souvent, vers la fin, l'abolition est complète. Toujours aussi, à cette période, il y a diminution du réflexe accomodateur, quelquefois même disparition absolue. Cet examen est très difficile, les malades sont indociles, ne peuvent donner aucun renseignement et ne peuvent pas fixer leur attention.

Aussi bien à la période terminale qu'au début ou à la période d'état, une rémission même courte dans la marche de la maladie s'accompagne d'un arrêt d'évolution et même d'une amélioration des phénomènes oculaires.

Si, ce qui est l'exception, le paralytique général, guérit il ne présente plus ni lésions du fond de l'œil ni troubles oculopupillaires.

En revanche, les ictus ne s'accompagnent pas seulement de phénomènes oculaires nouveaux mais encore laissent après eux une aggravation des symptômes précédemment constatés.

De toutes ces observations aux différentes périodes de la

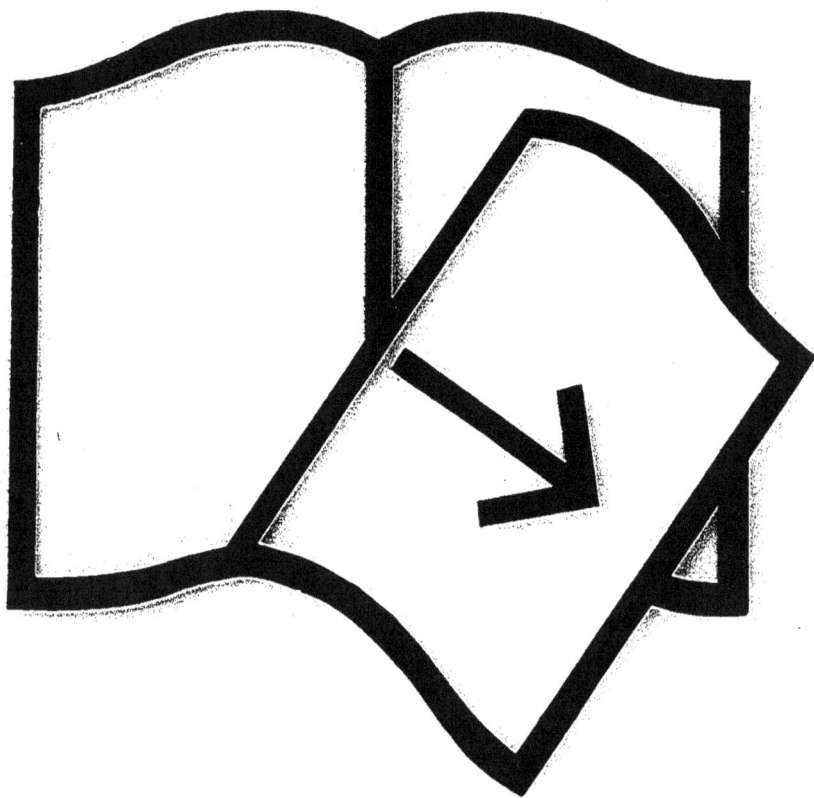

Documents manquants (pages, cahiers...)

NF Z 43-120-13

P. G. il résulte que, en faisant abstraction des autres symptômes de la P. G. pour ne s'attacher qu'à l'étude des signes pupillaires, la division classique en trois stades se succédant régulièrement, début, état, terminaison, ne s'applique pas d'une façon absolue à la description des symptômes pupillaires des paralytiques généraux.

En effet, aussi bien à cause des ictus qu'à cause des rémissions qui peuvent se produire à tous les stades de la maladie, la marche de la P. G. n'est pas régulière. D'autre part, du côté des yeux, certains symptômes s'accusent tantôt dès la première période, tantôt, au contraire, ne surviennent qu'à la fin, de sorte que le tableau clinique des troubles visuels est complet quelquefois dès le début, d'autres fois les troubles observés sont très peu manifestes alors que la cachexie est déjà venue.

Observation I

(Service du docteur Pichenot)

Fab... Félicie, divorcée, 44 ans, est conduite à l'asile le 10 décembre 1904 « pour actes de violences et excitation sexuelle ». Très troublée, elle comprend avec difficulté, mais avoue avoir commis ces temps derniers quelques excès alcooliques. Elle a de la dyspnée, des crampes dans les mollets, du tremblement des mains et de la langue, des troubles de la parole. Toutefois les réflexes sont normaux, les pupilles égales ; la sensibilité est normale. Sa mémoire est très affaiblie, elle ne se rappelle plus les faits récents et elle confond les dates et les événements les plus importants de sa vie.

La portion lombaire indiquant de l'hypertension du liquide céphalo-rachidien, de l'albumine et de la sérine en quantité notable, et 30 à 45 lymphocytes par champ de microscope, fait poser le diagnostic de paralysie générale au début.

Le 15 février 1905, la malade présente de l'inégalité pupillaire. La pupille gauche est plus dilatée que la droite ; cette dernière a les dimensions normales. Elles paraissent paresseuses à la lumière et à l'accommodation.

Le 22 mai 1905, la malade ayant eu, la semaine précédente, un ictus sans température et sans hémiplégie consécutive, nous notons du côté des pupilles qu'elles sont irrégulières ; les bords en sont légèrement déformés.

Elles sont inégales ; la droite est plus grande que la gauche ; toutes les deux sont en mydriase (la droite à 6 millimètres, la gauche 4 millim. 1/2). Elles sont absolument insensibles à l'action de la lumière, mais réagissent à l'accommodation. La convergence paraît produire un léger myosis, mais le phénomène est assez difficile à observer, ce qui indiquerait peut-être (sans qu'il nous soit possible de l'affirmer) une dissociation entre le réflexe à l'accommodation et à la convergence. Le réflexe à la douleur est complètement aboli ; il n'y a pas de Piltz.

Le 15 juillet 1905. — Les pupilles sont inégales, la gauche est plus dilatée que la droite.

Le réflexe lumineux direct est bien conservé à droite, il est paresseux à gauche ; le réflexe consensuel offre des caractères inverses.

Les réactions sont normales pour l'accommodation et la convergence.

Le 11 août 1905. — La malade a eu un léger ictus le 26 juillet : inégalité pupillaire, la gauche plus grande que la droite ; toutes les deux en mydriase. Le réflexe à l'accommodation est conservé des deux côtés, mais plus manifeste à droite. La pupille gauche est insensible à l'action de la lumière, la droite réagit mais très faiblement. Le réflexe consensuel aboli à l'œil droit persiste très atténué à gauche.

3 septembre 1905. — Les pupilles sont inégales : la droite, plus dilatée que la gauche, est irrégulière. Le réflexe à l'accommodation et à la convergence, normal à l'œil droit, est affaibli à l'œil gauche. La pupille droite réagit à la lumière alors que la réaction de l'œil gauche est abolie. Le réflexe consensuel qui existe à droite est aboli à l'œil gauche. A l'occlusion forcée des paupières on n'observe pas de contraction pupillaire. On peut pincer, piquer la malade, faradiser la peau de la joue (nous avons employé une intensité de trois milliampères) sans provoquer de modifications dans le diamètre de ses pupilles.

10 octobre 1905. — Les pupilles sont inégales. La gauche est plus grande que la droite ; elles sont irrégulières et déformées. La réaction à la lumière est normale à droite, paresseuse à la pupille gauche qui est plus dilatée. Le réflexe accommodateur normal à droite est paresseux à gauche. L'atropine dilate lentement et inégalement les deux pupilles ; au bout de quinze minutes, la pupille droite est dilatée au maximum, la gauche au contraire ne l'est qu'à moitié.

OBSERVATION II

(Service de M. le docteur Pichenot)

G...R..., 30 ans, ménagère, conduite à l'asile pour violences ; avoue des excès alcooliques et présente des zoopsies, cauchemars, pituites, crampes, tremblements. Plusieurs mois après son arrivée, il persiste de l'incohérence, des tremblements, un délire à tendance mégalomaniaque qui font penser à une P. G. au début ; après ponction lombaire on se rattache à ce diagnostic que la maladie a d'ailleurs précisé.

Le 12 mai 1905, les pupilles sont irrégulières ; la droite est excentrique, plus rapprochée du côté nasal que du côté temporal de l'iris. Elles sont inégales, la droite est plus grande que la gauche, qui est normale. Toutes deux réagissent bien à l'accommodation. La réaction à la lumière, normale à gauche, est conservée à droite, mais lente et paresseuse. Le réflexe consensuel, normal à droite, est très faible à gauche. Le recherche du signe de Piltz est faible à gauche. Le réflexe à la douleur est aboli, le pincement ne provoque aucune réaction pupillaire.

19 octobre 1906. — Inégalité pupillaire, la droite est plus

grande que la gauche. Persistance du réflexe à l'accommodation aux deux yeux. Le réflexe lumineux direct, bien conservé à gauche, est presque aboli à droite. Le réflexe consensuel présente des caractères inverses.

L'atropine dilate immédiatement et énergiquement la pupille gauche. Son action sur la pupille droite est beaucoup plus lente et plus faible.

Observation III

(Service de M. le docteur Pichenot

Ve... Henri, propriétaire, a fait des excès vénériens et alcooliques syphilis ayant provoqué en 1895 une neuro-rétinite soignée par le docteur Pansier et améliorée sous l'influence du traitement spécifique.

Actuellement, il présente les symptômes d'un P. G. au début (la ponction lombaire confirme le diagnostic) à forme dépressive.

Le 12 août 1905, les deux pupilles sont en mydriase très prononcée, elles sont inégales, la gauche plus grande que la droite ; cette dernière est excentrique, placée en dehors ; aplatie de haut en bas.

La gauche est à peu près concentrique, nettement ovalaire, à grand axe horizontal et à grosse extrémité externe.

Le réflexe lumineux, direct et consensuel, est aboli aux deux yeux. Le réflexe accommodateur persiste aux deux yeux avec une égale, intensité, mais il est paresseux et lent. A l'occlusion forcée des paupières (signe de Piltz), on n'observe aucune modification dans le diamètre des pupilles. Le réflexe à la douleur est totalement aboli aux deux yeux.

6 septembre 1905. — Pas de modifications, pas plus que le 22 septembre où le malade est rendu à sa famille sur les pressantes instances de sa famille.

OBSERVATION IV

(Service de M. le docteur Pichenot)

Ben... (Émile), 42 ans, employé de chemin de fer (antécédents alcooliques très nets) ; présente un syndrome de P. G. au début : tremblements, accrocs de la parole, inégalité pupillaire, idées de grandeur absurdes. L'examen cytologique du liquide céphalo rachidien confirme ce diagnostic.

Le 5 mai 1905, les pupilles sont inégales : la gauche est plus grande que la droite, qui a conservé ses dimensions normales. La gauche est à peu près régulièrement circulaire. La droite est allongée dans le sens horizontal.

Le réflexe à l'accommodation présente un caractère inverse, c'est-à-dire que la pupille se contracte pour la vue au loin, tandis qu'elle se dilate pour la vision des objets rapprochés. L'action de la lumière est faible ; les pupilles se rétrécissent lentement ; la réaction lumineuse directe paraît plus paresseuse à la pupille gauche. L'occlusion forcée des paupières provoque la constriction pupillaire. La douleur, en revanche, reste sans effet sur le diamètre des pupilles.

12 août 1905. — Persistance de l'inégalité pupillaire et du réflexe accommodateur paradoxal. Le réflexe lumineux direct est vif et bien conservé à l'œil droit ; du côté opposé, il est très paresseux et à peine perceptible. Le réflexe lumineux consensuel, normal pour l'œil gauche, est presque aboli à l'œil

droit. Le réflexe à la douleur est à peine appréciable ; il en est de même du Piltz.

19 octobre 1905. — Même inégalité pupillaire. Le réflexe accommodateur, redevenu normal à droite, est aboli à gauche ; le réflexe lumineux direct persiste à droite, est aboli à gauche. L'atropine dilate les deux pupilles, mais son action est moins rapide et moins nette sur la pupille gauche. En somme c'est la pupille gauche qui est atteinte dans sa forme, son diamètre et ses réactions.

Observation V

(Service de M. le docteur Rey)

To... Lucien, 41 ans, plombier-zingueur, est un alcoolique avéré qui a présenté des accidents saturnins à deux reprises. La syphilis est peu probable ; hérédité nulle. Au moment de son entrée à l'asile, il a quelques idées de grandeur et de satisfaction ; l'affaiblissement intellectuel est peu marqué, mais il a de l'exagération des réflexes, du tremblement de la langue et des mains, et des troubles de la parole très marqués.

Le 4 février 1905, la pupille gauche est plus grande que la droite ; elles réagissent toutes deux, mais faiblement, à l'action de la lumière. Le réflexe d'accommodation s'accomplit lui aussi avec lenteur.

Le 10 avril 1905, la pupille gauche est plus grande que la droite. Cette dernière est normale ; la gauche mesure 4 millimètres. Elles sont toutes deux concentriques et régulièrement circulaires. La pupille droite réagit bien à la lumière ;

la gauche est paresseuse, se contracte avec difficulté et revient vite à son diamètre primitif. Les pupilles réagissent paresseusement à l'accommodation et à la convergence. L'atropine dilate les deux yeux avec intensité, mais son action est beaucoup plus manifeste à l'œil droit.

15 juillet 1905. — Inégalité pupillaire ; hippus des plus nets à droite. Les deux pupilles réagissent encore assez bien à l'accommodation, mais l'occlusion forcée des paupières reste sans effet. Le réflexe lumineux direct, bien conservé à l'œil droit est très affaibli à gauche. En revanche, le réflexe consensuel est très net à l'œil gauche, tandis qu'il se manifeste à peine à l'œil droit. Le réflexe à l'accommodation est conservé des deux côtés.

OBSERVATION VI

(Service de M. le docteur Rey)

Filip... Jean, 33 ans, gendarme, présente depuis quelque temps un affaiblissement progressif des facultés intellectuelles et de la mémoire. Il a des troubles dans l'articulation des mots, des réflexes exagérés, du tremblement de la langue et des extrémités. C'est, de plus, un ancien alcoolique invétéré.

Le 3 mai 1904, le malade a de l'inégalité pupillaire ; la pupille droite est légèrement plus grande que la gauche. Pas d'Argyll Robertson ; les deux pupilles réagissent bien à l'accommodation et à la convergence. Le réflexe photomoteur est légèrement amoindri à l'œil droit, exagéré, au contraire, du côté droit.

Le 11 juillet 1905, les pupilles sont inégales ; la droite à 4 millimètres tandis que la gauche n'en mesure que 3. Toutes les deux sont concentriques, la droite est allongée suivant un grand axe vertical. La gauche est aplatie de bas en haut, principalement dans sa partie inférieur. La piqûre, le pincement, ne provoquent aucune modification dans leur diamètre; l'occlusion forcée des paupières provoque une légère contraction pupillaire plus accentuée à gauche. Le réflexe lumineux direct, redevenu normal à droite, est au contraire très paresseux à gauche. Il est à noter que c'est affaiblissement du réflexe pour l'œil gauche avait été précédé de l'exagération.

Le réflexe lumineux consensuel a des caractères inverses (c'est-à-dire qu'il est normal à gauche et paresseux à droite).

Le réflexe à l'accomodation reste normal aux deux yeux.

Le 22 août 1905. — L'état reste sensiblement le même : l'atropine dilate également les deux pupilles, mais son action est beaucoup plus lente sur la pupille droite.

Le 5 novembre 1905. — L'inégalité pupillaire persiste et les troubles fonctionnels se sont accentués. Le réflexe de Piltz est aboli aussi bien que celui à la douleur. Les deux pupilles réagissent à la lumière, la droite normalement, la gauche un peu plus vivement qu'à l'état normal. Le réflexe accommodateur est normal des deux côtés.

OBSERVATION VII

(Service de M. le docteur Roy)

Gig... Joseph, 45 ans, colonial, a eu la syphilis en 1895 (traitée par des injections mercurielles), a commis de nombreux excès vénériens, mais nie tout excès alcoolique. Il a eu un ictus épileptiforme en janvier 1905. Il a un délire de grandeurs très net, un léger embarras de la parole, de l'exagération des réflexes et de l'inégalité pupillaire.

Le 12 juillet 1905. — Pupilles inégales ; la droite plus grande que la gauche ; elles sont toutes deux concentriques et à peu près régulièrement circulaires. L'occlusion forcée des paupières provoque la contraction pupillaire très nette à droite ; la gauche ne se rétrécit pas, mais cela tient à ce qu'elle est déjà punctiforme. La douleur provoque une dilatation légère des deux pupilles. Le réflexe lumineux direct est normal à droite, mais à gauche la pupille réagit très peu. Le réflexe lumineux consensuel conservé à gauche est aboli à droite.

Les deux pupilles réagissent bien à l'accommodation et à la convergence.

Le 10 août 1905. — L'inégalité pupillaire persiste. La douleur et l'occlusion forcée des paupières ne provoquent aucune modification dans le diamètre pupillaire. La pupille droite réagit bien à l'accommodation et à la lumière ; la gauche réagit, mais faiblement à la lumière, elle réagit bien à l'accommodation.

Le réflexe photomoteur consensuel est normal à gauche, tandis qu'à droite on n'observe aucune modification lorsqu'on éclaire seulement la pupille gauche.

Le 15 octobre 1905, le malade est en pleine rémission et rendu à sa famille.

Observation VIII

(Service de M. le docteur Rey)

Nag... Bernard, 48 ans, choriste de théâtre, entre à l'asile avec symptômes de P. G. au début. Idées de grandeur et de

richesse. Tremblement de la langue et des mains ; légers
troubles de la parole, exagération des réflexes et parésie
musculaire permettant d'affirmer le diagnostic. La recherche
minutieuse des antécédents ne permet de relever ni l'alcoolisme ni la syphilis.

Le 10 juillet 1905, les deux pupilles égales, mais puncti-
formes, sont concentriques et régulières. Elles réagissent
parfaitement à l'accommodation. La douleur provoque une
mydriase très nette, égale aux deux yeux. L'action de l'atropine est très marquée de deux côtés, la mydriase est rapide
et au maximum. Les deux réflexes lumineux, direct et consensuel sont absolument abolis aux deux yeux.

Le 22 juillet. Persistance du myosis et de l'Argyll-Robertson.

15 octobre 1905. Les pupilles sont inégales ; la droite
normale, plus grande que la gauche punctiforme. Les réflexes
à la lumière, direct et consensuel, sont abolis, le réflexe à
l'accommodation, bien conservé à gauche, est très paresseux à
droite. L'occlusion forcée des paupières et la douleur ne provoquent aucune modification dans le diamètre pupillaire.

Observation IX

(Service de M. le docteur Pichenot)

Luc... Louis, 35 ans, présente, à son arrivée à l'asile, des
symptômes très nets de P. G. au début : il a des idées de
grandeur absurdes ; des tremblements de la langue et des
doigts, de l'exagération des réflexes patellaires, des troubles
de la parole et de l'inégalité pupillaire

Le 12 avril 1905, la pupille gauche est plus grande que

la droite ; cette dernière est ovalaire, irrégulière. Les réactions à la lumière et à l'accommodation paraissent affaiblies.

Le 10 juillet 1905, les pupilles sont manifestement inégales ; la gauche (4^{mm}) est plus grande que la droite (2^{mm} 1/2,. Toutes deux sont concentriques. La gauche est ovalaire à grand axe horizontal et à grosse extrémité externe ; les contours sont assez régulièrement circulaires. La droite est fortement allongée dans le diamètre vertical, qui mesure 3 ^{mm} au lieu de 2 ^{mm} 1/2 au diamètre horizontal. Elle a une forme irrégulièrement rectangulaire aux angles arrondis. La douleur ne provoque aucune manifestation pupillaire. La recherche du signe de Piltz est impossible, le malade relevant constamment en haut les globes oculaires quand on lui commande l'effort d'occlusion. Les réflexes lumineux direct et consensuel sont abolis aux deux yeux. A l'accommodation et à la convergence la pupille droite réagit correctement, la gauche à peine. En somme, on observe de l'Argyll-Robertson vrai à l'œil droit, du pseudo Argyll-Robertson à gauche.

Le 22 octobre 1905, même état, sauf paresse manifeste du réflexe accommodateur à l'œil droit. Il n'y a plus à vrai dire d'Argyll-Robertson, mais à chaque œil, paresse du réflexe à l'accommodation et abolition des réflexes photo-moteurs.

OBSERVATION X

(Service de M. le docteur Rey)

Gom... Thomas, 45 ans, excès alcooliques ; idées de grandeurs absurdes ; troubles très nets dans l'articulation des mots ; paralysie musculaire ; abolition des réflexes et inégalité pupillaire ; pupilles paresseuses à la lumière et à l'accommodation ;

tel est l'état au moment de son entrée à l'asile Saint-Pierre (24 mai 1905).

Le 10 juillet 1905. — Les pupilles sont inégales ; la gauche est plus grande (4 milimètres), que la droite (3 millimètres) ; toutes deux sont concentriques et irrégulièrement circulaires. La gauche est allongée et son extrémité inférieure est légèrement effilée. La droite est circulaire dans ses deux tiers supérieurs ; son tiers inférieur est aplati la courbe est presque remplacée par une droite. L'atropine dilate bien et rapidement les deux pupilles, mais son action est certainement plus énergique sur la pupille droite. L'occlusion forcée des paupières et la douleur restent sans effet sur l'état des pupilles. Les deux pupilles sont paresseuses à la lumière et à l'accommodation. A la convergence elles se rétrécissent manifestement.

Le 5 novembre 1905, pas de modification sensible dans l'état du malade.

OBSERVATION XI

(Service de M. le docteur Rey)

Laj... Gustave a commis de nombreux excès alcooliques et vénériens, syphilis probable.

12 juillet 1904. — Symptômes classiques de P. G., à la période d'état. Du côté des pupilles : la gauche (5 millimètres) est plus grande que la droite qui est normale. Le réflexe lumineux direct est très affaibli aux deux yeux ; le réflexe consensuel n'est visible qu'à la pupille gauche ; toutes deux réagissent à l'accommodation et à la convergence. Le réflexe à la douleur et le réflexe de Piltz ont à peu près disparu.

Le 23 septembre 1905. — Tous les réflexes pupillaires abolis, sauf le réflexe à l'accommodation qui persiste affaibli à droite. A ce moment et sur les instances réitérées de la famille, le malade sort de l'asile, laissant notre observation incomplète.

OBSERVATION XII

(Service de M. le docteur Pichenot)

Boud... Jules, 34 ans, comptable, entré le 30 mai 1905. P. G. à la période d'état, éthylisme.

Du côté des pupilles : la gauche est légèrement déformée (aplatie en haut), mesure 1 millimètre de plus environ que la droite. Elles réagissent bien toutes deux à la lumière et à l'accommodation.

Le 15 juin 1905. — Les réactions pupillaires sont moins vives qu'à l'entrée.

Le 12 août 1905. — Les deux pupilles étant en mydriase, la gauche est déformée et reste plus grande que la droite qui est excentrique. Les réflexes à la lumière et à l'accommodation sont très paresseux, cette parésie pupillaire paraît plus accentuée à gauche.

Le 20 septembre 1905. — Les troubles pupillaires se sont accentués ; on constate les mêmes déformations et la même position excentrique. De plus, le réflexe lumineux direct, encore bien conservé à droite, est presque aboli à gauche. Le photomoteur consensuel présente des caractères inverses.

A l'accommodation on observe une réaction paradoxale : la pupille se contracte pour la vision éloignée, elle se dilate au contraire pour la vision rapprochée. Cette réaction est

B

beaucoup plus nette à l'œil droit. La recherche du signe de Piltz est impossible. Le réflexe à la douleur est totalement aboli aux deux yeux.

5 novembre 1905. — Des deux pupilles, la gauche a 6 millim., la droite 5 millim. Le réflexe lumineux direct est à peine perceptible à l'œil droit, il a disparu à l'œil gauche ; cette dernière pupille est absolument inerte, insensible à toute action.

Le réflexe accommodateur, paradoxal à droite, est totalement aboli à gauche.

OBSERVATION XIII

(Service de M. le docteur Pichenot)

Me... Antoine, 30 ans ; P. G. à période d'état très nette.

Le 6 août 1905. —Les pupilles sont irrégulières ; la droite est très mobile ; elle change fréquemment de forme, mais en somme toutes ses déformations se réduisent à un ellipsoïde plus ou moins allongé. La gauche est concentrique et plus régulière, en mydriase également et assez mobile. Il est d'autant plus difficile de dire si elles sont inégales qu'au cours de l'examen, sans modification de l'intensité d'éclairage, les deux pupilles se rétrécissent, arrivent aux dimensions normales et sont à ce moment absolument égales.

Leur diamètre moyen est de 5 millim. Les deux réflexes à l'accommodation et à la convergence sont normaux.

Les deux réflexes photomoteurs direct et consensuel sont bien conservés aux deux yeux. A l'occlusion forcée des paupières (signe de Piltz), les pupilles ont conservé la déformation précédemment constatée et tous les réflexes pupillaires sont bien conservés. L'atropine dilate également les deux pupilles.

Observation XIV

(Service de M. le docteur Pichenot)

Salad... (Joseph), 41 ans, syphilitique avéré, alcoolique. P. G. à la période d'état.

Le 30 mai 1905. — Les pupilles ne paraissent pas inégales, leurs réactions sont simplement paresseuses.

Le 22 juin 1905. — Les pupilles sont à peu près égales, mais la gauche est aplatie, et de dehors en dedans. Elles réagissent très paresseusement toutes les deux.

Le 13 août 1905.—Les pupilles sont immobiles et dilatées, et présentent plusieurs particularités intéressantes. La gauche (5 millim. 1/2) est plus grande que la droite (3 millim 1/2 ;) toutes deux sont en mydriase. La droite est concentrique et à peu près régulièrement circulaire ; elle est toutefois aplatie de haut en bas, ellipsoïde à grand axe horizontal. La gauche est excentrique (en bas et en dehors). Elle est ovoïde à grosse extrémité inférieure.

Le tissu irien présente une atrophie très marquée à l'œil gauche. A l'éclairage oblique, on voit nettement à l'aide de la loupe une disparition des reliefs, un amincissement de l'iris dont la surface paraît lisse et amincie. Au lieu des reliefs que présente à l'éclairage oblique un iris normal, on voit une face unie, sans dépression ni saillie ; au lieu du velouté habituel, l'iris présente un aspect dépoli. Cette atrophie est plus accentuée au pourtour de la pupille et dans les deux tiers externes. L'iris droit a conservé son aspect habituel ;

on ne retrouve pas les caractères d'atrophie que présente la gauche. Cette atrophie de l'iris gauche s'accompagne de troubles moteurs très nets. C'est ainsi que, vu demi-heure après l'instillation d'atropine, le diamètre de la pupille gauche n'a pas varié, tandis qu'à droite la dilatation est déjà arrivée à son maximum. Le réflexe lumineux direct est paresseux à la pupille droite ; il est complètement aboli à gauche (Argyll-Robertson en voie d'évolution). Le réflexe photomoteur consensuel légèrement conservé à la la pupille gauche a complètement disparu à droite. Le réflexe à l'accommodation existe des deux côtés. L'occlusion forcée des paupières et la piqûre ne provoquent aucune modification dans la forme et les dimensions pupillaires.

Le 6 octobre 1905. — Même inégalité pupillaire et même atrophie irienne de l'œil gauche. Les réflexes lumineux, direct et consensuel, sont abolis des deux côtés. Le réflexe accommodateur, très paresseux à la pupille droite, est aboli à la gauche.

Observation XV

(Service de M. le docteur Pichenot)

De... Jacques, 33 ans, alcoolique et probablement syphilitique. P. G. à la seconde période.

Le 12 avril 1905, la pupille droite est plus grande que la gauche ; cette dernière a conservé des dimensions normales (3 millimètres), elle est peu déformée et concentrique. La droite est très dilatée (5 millim. 1/2), elle est excentriquement située en haut et en dehors. Elle est piriforme (à grosse extrémité inféro-interne) ; de plus, sa moitié externe est aplatie, la courbe est remplacée par un trait presque rectiligne. La pupille gauche réagit normalement sous l'influence de la lumière; la droite, au contraire, est très paresseuse et elle réagit très lentement. Le réflexe photomoteur consensuel existe à droite, il est presque aboli à gauche.

A l'accommodation les pupilles réagissent correctement. Le myosis est très accentué à l'occasion du mouvement de convergence. Sous l'influence de la douleur (piqûre, pincement, faradisation), on observe au contraire une mydriase très nette. Le réflexe paraît toutefois vif et plus marqué à la pupille gauche. Le signe de Piltz est absent; l'occlusion forcée des paupières n'amène aucune modification appréciable dans le diamètre des pupilles.

Le 25 juin 1905, les deux pupilles sont en mydriase, la droite a cependant encore un diamètre plus grand que celui de la gauche; la pupille droite conserve sa déformation, son aspect piriforme et sa position excentrique. Le réflexe lumineux direct, très affaibli à la pupille gauche, est totalement aboli à l'autre œil; le réflexe lumineux consensuel est à peine sensible à la pupille droite; il a disparu à la pupille gauche. Le réflexe à l'accommodation est normal et bien conservé aux deux yeux; le réflexe à la douleur a disparu; le Piltz est négatif. L'atropine agit encore assez rapidement sur la pupille gauche, et son action dilatatrice est marquée de l'autre côté après un contact prolongé de trois quarts d'heure environ. Au bout de deux heures elle s'est cependant dilatée, mais irrégulièrement, et son contour, au lieu d'être circulaire, présente un aspect dentelé rappelant la forme d'une feuille de chêne. L'ésérine ramène rapidement la pupille gauche à son diamètre primitif, tandis que son action sur la pupille droite est beaucoup plus lente et moins intense. A l'éclairage oblique, tandis que l'iris gauche présente ses caractères normaux, l'iris droit paraît dépoli, rugueux et terne.

Cette atrophie est surtout accentuée dans les quarts inféro-internes et supéro-externes. A ce niveau la coloration du tissu irien est floue et plus pâle.

Le 15 septembre 1905. — Le malade a les deux pupilles très dilatées et absolument insensibles à toute excitation. Il y a abolition complète de tous les réflexes pupillaires ; à la convergence, à la douleur, à l'occlusion forcée des paupières.

Le 6 octobre 1905. — Le malade a un ictus avec température (39°8) et meurt rapidement.

OBSERVATION XVI

(Service de M. le docteur Rey)

Gi... Barthélemy, 36 ans, jardinier, syphilitique. Paralysie générale à la période d'état.

Le 12 juillet 1905. — Les pupilles sont irrégulières et inégales. La droite est plus grande què la gauche. La pupille gauche mesure 4 millimètres : elle est excentrique (en dehors) et irrégulière. La pupille droite a conservé des dimensions normales ; elle est concentrique, mais déformée. Elle est ellipsoïdale à grand axe horizontal. Le réflexe lumineux consensuel, aboli à gauche, persiste quoique bien lent et peu intense à l'œil droit. La réaction à l'accommodation est bien conservée à l'œil gauche, elle est paresseuse à droite.

Le réflexe direct à la lumière est faible à gauche et aboli complètement à droite. Les réflexes à la douleur et à l'occlusion forcée des paupières sont abolis.

Le 5 novembre 1905. — Même inégalité pupillaire qu'au

précédent examen. On constate l'abolition complète, à la pupille droite, des réflexes à la lumière, à l'accommodation et à la convergence. La pupille gauche ne réagit plus à l'action de la lumière, se dilate légèrement pour la vision éloignée et se contracte bien à la convergence et pour la vision de près. L'atropine les dilate toutes deux fort peu et très légèrement.

Observation XVII

(Service de M. le docteur Pichenot)

Bois... Emile, 30 ans, peintre ; syphilitique à l'âge de 22 ans. P. G. à la période d'état.

Le 20 mai 1905. — Les pupilles sont fort irrégulières ; la droite est concentrique et irrégulièrement quadrangulaire ; son diamètre est de 4 millimètres environ. La gauche est légèrement excentrique (en bas) ; son grand diamètre mesure 5 millimètres. Il paraît donc y avoir inégalité au profit de la gauche. Les iris ne présentent rien de particulier. Le réflexe lumineux direct existe des deux côtés, mais tandis qu'il est bien conservé à droite, il est très paresseux à gauche. Le réflexe accommodateur existe des deux côtés, mais il est assez paresseux. Le réflexe à la convergence, (bien que les mouvements de convergence soient un peu limités), est bien conservé. Inversement, le réflexe lumineux consensuel, bien marqué à gauche, existe à peine à l'autre œil.

Par son indocilité, le malade s'oppose à la recherche correcte du signe de Piltz. A chaque tentative nouvelle, tout en s'efforçant de fermer ses paupières, il élève ses globes oculaires qui ne laissent plus apercevoir que la sclérotique, la pupille ayant disparu derrière la paupière supérieure. Le réflexe à la douleur est aboli. On peut piquer, faradiser (5 milliampères) le malade, sans provoquer de modifications pupillaires.

Le 12 juillet 1905. — La pupille gauche, qui est la plus dilatée est absolument insensible à l'action de la lumière, elle réagit très peu à la convergence et à l'accommodation. La droite à des réactions très paresseuses. Des deux côtés, on note l'abolition du réflexe à la douleur.

Le 24 octobre 1905. — A gauche, abolition complète de tous les réflexes ; à droite, le réflexe lumineux direct existe à peine et le réflexe à l'accommodation est très paresseux.

L'atropine dilate très lentement et très irrégulièrement les pupilles. La gauche prend un moment l'aspect dentelé d'une feuille de chêne. L'instillation d'ésérine reste plusieurs heures sans effet et ce n'est que le lendemain (25 octobre) que les pupilles ont repris leur diamètre habituel.

OBSERVATION XVIII

(Service de M. le docteur Rey)

Rog... Adrien, 30 ans, paralysie générale avancée ; syphilitique avéré.

Ses pupilles sont inégales ; la droite est plus grande que la gauche. La gauche réagit bien à la lumière et à l'accommodation. La droite est paresseuse pour les deux réactions.

Le 10 mai 1905. — Les pupilles sont inégales : la droite, excentrique, est plus grande que la gauche, qui est centrique. Les réflexes à la lumière et à l'accommodation sont totalement abolis à l'œil droit. Du côté gauche, on note de l'Argyll-

Robertson. Le réflexe lumineux consensuel est aboli aux deux yeux.

Le 12 juillet 1905. — L'inégalité pupillaire persiste ; mêmes troubles pupillaires. L'ésérine rétrécit légèrement la pupille gauche, son action est très lente et très faible sur la droite.

Le 15 novembre 1905. — L'examen du malade alité et gâteux est très difficile ; on constate toutefois que les réflexes pupillaires sont tous abolis, aussi bien à la lumière qu'à l'accommodation et aux deux yeux.

OBSERVATION XIX

(Service de M. le docteur Pichenot)

Lomb... François, 44 ans, alcoolique, syphilitique.

Paralysie générale à la deuxième période. Le 4 août 1905 : inégalité pupillaire : la droite est plus grande que la gauche ; toutes deux sont du reste en myosis et concentriques. L'action de la lumière sur l'œil éclairé (réflexe direct) et sur l'autre œil dans l'obscurité (réflexe consensuel) est nulle. Les deux pupilles réagissent assez bien à l'accommodation et à la convergence sous l'action de l'atropine : la pupille droite se dilate lentement, moins vite que la gauche, mais atteint finalement à la dilatation maxima. L'ésérine agit très lentement sur la pupille droite, mais elle ramène promptement la pupille gauche à ses dimensions primitives. Nous pouvons, semble-t-il, en conclure qu'à droite existe de la parésie musculaire sans atrophie des fibres iriennes. Ce qui semble corroborer cette opinion, c'est qu'un réflexe dilatateur, le réflexe à la douleur, encore assez bien marqué à l'œil gauche, est aboli à l'œil droit. La recherche du signe de Piltz est impossible. Le 10 octobre 1905, les réflexes accommodateurs sont devenus très paresseux dans les deux yeux ; les réflexes lumineux restent abolis.

OBSERVATION XX

(Service de M. le docteur Pichenot)

Gabr... Julie. P, G. à la deuxième période, pas de renseignements sur ses antécédents personnels ou héréditaires.

Le 22 juin 1905. — Au moment de son arrivée, la malade difficile à examiner laisse constater de l'inégalité pupillaire ; la pupille gauche est plus grande que la droite. Toutes deux réagissent (bien que paresseusment) à la lumière et à l'accommodation.

Le 10 août 1905. — Les deux pupilles sont irrégulières : la plus grande, la gauche, est excentrique du côté nasal ; la droite de dimension normale, est concentrique.

La pupille gauche est insensible à l'action de la lumière, la droite réagit encore, mais faiblement.

Le réflexeconsensuel, aboli à la pupille droite, persiste à la gauche. Le réflexe à l'accommodation est conservé pour les deux yeux, il est toutefois bien moins accusé à gauche. A l'occlusion forcée des paupières les deux pupilles se contractent, mais la gauche reste quand même d'un diamètre plus grand que la droite, la piqûre et le pincement ne provoquent aucune réaction pupillaire.

L'atropine a une action beaucoup plus rapide et plus énergique sur la pupille droite que sur la pupille gauche.

Le 12 septembre 1905.— Mêmes déformations pupillaires ;

les réflexes à la lumière et à l'accommodation, conservés à droite, n'existaient plus à gauche.

Décès le 8 octobre ; vingt-quatre heures après la mort, les pupilles avaient conservé les mêmes caractères d'inégalité et de déformation.

Observation XXI

(Service de M. le docteur Pichenot)

Clap... R..., 49 ans, P. G. à la troisième période.

15 avril 1905. — Les deux pupilles sont irrégulières, en mydriase, et la gauche, excentrique, est plus grande que la droite. Le réflexe lumineux direct et consensuel est aboli aux deux yeux. Le réflexe accommodateur persiste aux deux yeux, mais paresseux à gauche.

Cette pupille se contracte très lentement, mais ne peut pas soutenir l'effort et revient presque aussitôt à sa position normale, l'œil regardant à la même distance.

Le réflexe à la douleur est complètement aboli.

Le 17 juin 1905. — Les pupilles sont inégales, la gauche plus grande que la droite; elles sont irrégulières. Les réflexes à la lumière restent totalement aboli. Le réflexe accommodateur, absent à gauche, est à peine sensible à droite. L'atropine les dilate très lentement (1/2 heure environ) ; la dilatation est inégale. Elle est à peu près complète à droite ; à gauche au contraire, elle est moins accusée.

22 août 1905. — Les pupilles sont inégales et tous les réflexes abolis.

16 octobre 1905. — Même état des pupilles.

Observation XXII

(Service de M. le docteur Pichenot)

Aig... Fernand, 41 ans, cocher ; excès alcooliques, P. G. à la troisième période.

Le 9 octobre 1904, la pupille droite est plus grande que la gauche ; peu sensibles à la lumière, elles réagissent correctement à l'accommodation.

Le 2 janvier 1905, on note l'Argyll-Robertson très net.

Le 4 avril, même état des pupilles.

Le 23 juin, le sens d'inégalité des pupilles a varié, la gauche étant plus grande que la droite qui présente de l'hippus. Le réflexe lumineux est aboli aux deux pupilles : le réflexe accommodateur existe de deux côtés mais très paresseux ; la recherche du signe de Piltz est impossible.

Le 12 août, le sphincter pupillaire est insensible à la douleur. La pupille droite est de nouveau plus grande que la gauche ; le réflexe à l'accommodation est conservé, celui à la lumière est aboli.

Le 20 octobre, la pupille droite (3 ^{mm}) est plus grande que la gauche nettement en myosis. La pupille droite est excentrique (un peu en dehors et en haut) ; elle est presque piriforme, la grosse extrémité étant supérieure. La pupille gauche est allongée dans le sens vertical et concentrique, assez régulièrement circulaire. Le réflexe lumineux est aboli aux deux yeux ; le réflexe accommodateur persiste bien que très faiblement à la pupille gauche, il a disparu à l'œil droit.

Le 8 novembre, mêmes déformations pupillaires ; l'ophtalmoplégie interne est complète ; on constate l'abolition de tous les réflexes pupillaires.

Observation XXIII

(Service de M. le docteur Pichenot)

Pa... Adolphe, 31 ans, agriculteur, syphilitique, alcoolique à hérédité mentale chargée.

P. G. à la troisième période. La pupille droite est plus grande que la gauche ; toutes deux sont déformées. Le réflexe lumineux direct n'existe plus ni à droite ni à gauche. Le réflexe accommodateur est aboli à l'œil droit, il persiste, mais affaibli, à gauche.

Le 22 juin, hippus à gauche faisant varier la pupille entre 1 et 3^{mm} de diamètre ; la pupille droite est dilatée (3^{mm} 1/2), excentrique, située en haut et en dehors. Le réflexe lumineux direct et consensuel a disparu aux deux yeux. Le réflexe accommodateur, complètement aboli à l'œil droit, est à peine appréciable à l'œil gauche. L'occlusion forcée des paupières, la piqûre sont sans effet sur les dimensions et la forme des pupilles. L'atropine les dilate très lentement, son action est cependant plus accusée sur la pupille gauche. Le 25 octobre, les pupilles sont absolument inertes et insensibles à toute excitation.

Observation XXIV

I.... César, 38 ans, syphilis non traitée. P. G. très avancée avec symptômes tabétiformes. Les pupilles sont inégales, la droite est puncliforme (1 millimètre 1/2) et déformée ; elle est piriforme à grosse extrémité supérieure ; la pupille gauche (3 millimètres) est concentrique mais très irrégulièrement circulaire. Les deux pupilles sont inertes ; tous les réflexes sont abolis.

Le 12 juillet 1905, même inégalité avec myosis à droite ; abolition de tous les réflexes.

Mort le 10 août 1905.

OBSERVATION XXV

(Service de M. le docteur Pichonot)

And. Louis, 32 ans ; excès alcooliques et vénériens ; syphilitique.

Le 20 avril 1905, les pupilles sont en myosis très net ; la gauche est un peu moins contractée que la droite. Les relations pupillaires à la lumière et à l'accommodation sont lentes et paresseuses.

Le 12 juillet 1905, les pupilles sont en myosis très prononcé ; la pupille gauche est déformée, pentagonale. Les réflexes lumineux direct et consensuel sont abolis aux deux yeux. Sous l'influence de l'accommodation et de la convergence les deux pupilles se contractent ; pas de réaction à la douleur. Le signe de Piltz est négatif.

Le 15 octobre, myosis et Argyll-Robertson aux deux yeux. L'atropine dilate lentement les pupilles, mais après une action d'un quart d'heure environ elles sont toutes deux largement mydriatiques, égales, et leur forme est régulièrement circulaire.

Observation XXVII

(Service de M. le docteur Pichonot)

Je... Eugène, 46 ans, alcoolique. P. G. à la période d'état.

Juin 1905. — La pupille gauche est plus grande que la droite, qui est punctiforme. Les réflexes lumineux et à l'accommodation s'accomplissent bien aux deux yeux ; peut-être un peu paresseux. Le réflexe à la douleur est aboli des deux côtés.

Le 10 août 1905. — La pupille gauche, concentrique, est plus grande que la droite, punctiforme au point de ne pouvoir se contracter ni à la lumière ni à l'accommodation. La gauche réagit à la convergence, à l'accommodation et à la lumière. La pupille droite n'est cependant pas inerte et parésiée ; en effet le réflexe lumineux consensuel est très marqué à la pupille gauche ; de plus, la pupille droite, comme la pupille gauche, réagissent très bien aux agents mydriatiques et myotiques. La recherche du signe de Piltz est impossible.

Le 25 octobre 1905. — Même état des pupilles.

Observation XXVIII

(Service de M. le docteur Pichonot)

Camp... Julie, 41 ans ; P. G. à la troisième période.

12 mars 1905. — Inégalité pupillaire ; la pupille droite est plus grande que la gauche. La droite ne réagit pas du

tout à la lumière et à l'accommodation ; la gauche réagit très faiblement dans les mêmes conditions. Sous l'action de l'atropine la pupille gauche se dilate rapidement et complètement ; après quelques minutes d'attente, la droite est moins dilatée. Toutes les deux sont irrégulières, aplaties de haut en bas.

Le 29 juin 1905. — La droite (5 millimètres), piriforme et excentrique, est plus grande que la gauche (3 millimètres), qui est concentrique et ellipsoïdale ; les pupilles sont insensibles à la lumière et à l'accommodation. Les réflexes direct et consensuel sont abolis aux deux yeux. Pas de Piltz, pas de réflexes à la douleur.

Le 16 août, même état des pupilles.

Le 6 octobre 1905 et le 22 octobre, l'abolition des réflexes persiste.

OBSERVATION XXIX

(Service de M. le docteur Rey)

De... Léon, 34 ans, cocher ; syphilis il y a dix ans, non soignée, P. G. à la troisième période. Pupilles inégales, la gauche (5 millimètres) excentrique, plus grande que la droite qui est concentrique, mais déformée. Les réflexes à la douleur et à l'occlusion forcée des paupières ont disparu aux deux yeux. La pupille gauche ne réagit absolument pas à la lumière et à l'accommodation. La pupille droite réagit très peu à la lumière et à l'accommodation. L'atropine les dilate toutes deux fort lentement et incomplètement.

Le 5 juillet 1905, mêmes troubles pupillaires.

Le 5 novembre 1905. — Les deux pupilles inégales sont

très déformées ; la gauche est absolument insensible à la lumière et à l'accommodation. La droite réagit à peine à l'accommodation, et plus du tout à la lumière. Le réflexe photomoteur consensuel est aboli aux deux yeux.

OBSERVATION XXX

(Service de M. le docteur Pichenot)

Gl... Marie, 31 ans, P. G. à la troisième période ; excès alcooliques avoués ; syphilis probable.

Le 23 novembre 1904. - La pupille gauche est plus grande que la droite ; toutes deux, du reste, sont en myosis. Elles réagissent toutes deux, mais faiblement, à la lumière et à l'accommodation.

3 février 1905. — Sous l'influence d'un traitement anti-syphilitique intense (traitement iodomercuriel continué pendant trois semaines) les troubles pupillaires paraissent s'amender ; l'inégalité est à peine appréciable, les réactions à la lumière et à l'accommodation plus vives.

12 mai 1905. — Les pupilles sont à peu près égales en mydriase (4 milim. 1/2).

14. — Les deux pupilles sont fortement parésiées et ne supportent pas l'effort.

Le 21 juin. — Les pupilles sont en myosis accentué ; l'atropine agit lentement, mais son action est sensiblement égale sur les deux pupilles.

Le 11 août 1905. — La malade a eu un ictus ; inégalité pupillaire : la gauche (3 milim. 1/2) est plus grande que la droite ; la réaction à la lumière est absolument abolie pour les deux yeux, il en est de même pour l'accommodation.

Le 23 août. — Abolition de tous les réflexes pupillaires.
Le 25 octobre 1905. — Mêmes troubles de la pupille.

Observation XXVI

(Service de M. le docteur Pichenot)

Dur... Marie, 40 ans : P. G. à la troisième période.

Le 20 mai 1904. — Les pupilles très rétrécies paraissent égales ; elles réagissent très paresseusement à la lumière mais bien à l'accommodation.

6 octobre 1904. — Les pupilles sont en myosis, et leurs réactions aussi bien à la lumière qu'à l'accommodation sont paresseuses.

10 décembre 1904. — Même état, ainsi que le 3 mars 1905.

Le 11 juin 1905. — Les pupilles excentriques ont une forme ellipsoïdale ; hippus bilatéral modifiant incessamment le rapport de leurs dimensions qui paraissent à peu près normales. Les réflexes lumineux ont disparu. Le réflexe à l'accommodation et à la convergence est conservé à gauche. A droite on observe une réaction paradoxale. La pupille droite se contracte en effet pour la vision au loin, elle se dilate au contraire pour la vision des objets rapprochés et pour la convergence. A l'occlusion forcée des paupières, légère contraction pupillaire des deux côtés. Le réflexe à la douleur est aboli.

Le 5 août 1905. — On observe les mêmes symptômes pupillaires, sauf que l'hippus ne se manifeste plus que par intervalles.

Le 2 octobre 1905. — Les pupilles, immobiles et excentriques (rapprochées du côté nasal), sont inégales : la gauche est plus grande que la droite; le réflexe à l'accommodation et à la convergence est aboli pour les deux yeux.

Sous l'action de l'atropine, la pupille gauche se dilate uniformément et complètement; à gauche, la dilation, régulière, est moindre.

Observation XXXI

(Service de M. le docteur Rey)

De... Gaston, 30 ans; entré à l'asile avec le diagnostic de P. G. à la deuxième période; syphilis non soignée.

La pupille droite, plus grande que la gauche, réagit à peine à la lumière; la gauche réagit à peu près correctement. Toutes deux réagissent assez bien à l'accommodation et à la convergence.

Le 10 juillet 1905. — Le malade entre en rémission; la pupille droite (4 milim.) est plus dilatée que la gauche qui est normale. Le réflexe lumineux direct est à peu près normal à gauche; un peu affaibli à droite; elles réagissent assez correctement à l'accommodation. Les pupilles se dilatent très nettement sous l'influence de la douleur; quelques gouttes d'atropine provoquent également une mydriase rapide.

Le 5 novembre 1905. — L'état du malade se maintient satifaisant, les pupilles sont dans le même état.

Observation XXXII

(Service de M. le docteur Pichenot)

Bo... Joseph, 30 ans, alcoolique et syphilitique, entré

à l'asile avec des symptômes très nets de P. G. au début.

Deux mois après, mars 1905, rémission au cours de laquelle disparaît l'inégalité pupillaire qu'on aurait notée ; les pupilles réagissent admirablement à toutes les actions ; le diagnostic est alors hésitant entre alcoolisme chronique et paralysie générale.

En juillet 1905, ictus épileptiforme : la pupille droite est plus grande que la gauche ; elles sont à peu près insensibles à l'action de la lumière ; impossible de rechercher les autres troubles pupillaires.

Le 5 novembre 1905, nouvelle rémission ; les pupilles sont égales et réagissent à la lumière et à l'accommodation.

Observation XXXIII

(Service de M. le docteur Pichenot)

Pl... Adélaïde, 50 ans, entre à l'asile en juin 1904, avec le diagnostic de P. G. à la période d'état, inégalité pupillaire.

Le 12 juin 1905, la malade est en rémission ; les pupilles sont assez régulières, égales, légèrement dilatées. Les réflexes à la lumière et à l'accommodation sont conservés, mais paresseux ; la recherche du signe de Piltz, du réflexe à la douleur sont difficiles.

Le 5 octobre 1905, même état des pupilles ; sous l'action de l'atropine les deux pupilles se dilatent également et rapidement.

Observation XXXIV

(Service de M. le docteur Roy)

All... Jacques, 32 ans ; syphilitique avec excès, alcoolique.

P. G. à la période d'état. Les pupilles sont inégales ; la gauche plus dilatée que la droite ; toutes deux en mydriase et
concentriques ; la droite est irrégulière. Elles sont insensibles
à la douleur et à l'action de la lumière. Le réflexe photomoteur direct et consensuel est aboli des deux côtés ; le
réflexe accommodateur, légèrement affaibli à la pupille
droite, existe normal à la pupille gauche.

Le 15 septembre 1905, rémission. La pupille gauche est
plus grande que la droite ; toutes deux fort dilatées. A
l'occlusion forcée des paupières on note une constriction
légère des orifices pupillaires ; les deux pupilles réagissent
correctement ; mais à la lumière le réflexe direct, à peu près
normal à droite, est très paresseux à gauche. Le réflexe consensuel présente des caractères inverses.

Le 20 octobre 1905, la rémission se prolongeant, le malade
est rendu à sa famille sur les pressantes instances de cette
dernière.

OBSERVATION XXXV

(Service de M. le docteur Rey)

S., Louis, avocat, 30 ans ; syphilis soignée avec de nombreuses injections et frictions mercurielles ; P. G. à la période
d'état.

Le 29 mai 1905. — Ictus avec température (40°5), les
pupilles sont toutes deux très dilatées mais inégales (la gauche est plus grande que la droite) ; elles sont insensibles à
l'action de la lumière.

Le 2 juillet. — L'état s'améliore ; l'inégalité pupillaire
persiste (pupille gauche plus grande que la droite). Le réflexe

accommodateur est faible et paresseux des deux côtés ; le réflexe photomoteur est totalement aboli, aussi bien à droite qu'à gauche.

Le 17 août 1905. — Rémission très marquée. L'inégalité pupillaire persiste, mais elle est très variable et le sens se change très rapidement ; c'est tantôt la droite, tantôt la gauche qui a le plus grand diamètre : toutes deux en mydriase, elle sont irrégulièrement circulaire. Elles sont toutes deux absolument insensibles à l'action de la lumière et elles réagissent très peu à l'accommodation.

Le 13 septembre 1905, l'état du malade est absolument satisfaisant ; il persiste de l'inégalité, de la parésie à l'accommodation et l'abolition des réflexes lumineux.

Le 22 septembre, nouvel ictus dont le malade se remet très vite.

Le 20 octobre 1905, la rémission persiste. L'inégalité pupillaire est devenue fixe et c'est la gauche qui est toujours plus grande que la droite ; le réflexe à la douleur est aboli ; les réflexes lumineux, direct et consensuel, ont disparu aux deux yeux ; le réflexe à l'accommodation et à la convergence persiste, mais très paresseux et affaibli.

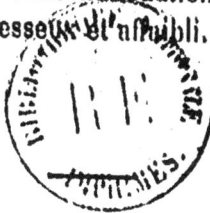

www.ingramcontent.com/pod-product-compliance
Lightning Source LLC
Chambersburg PA
CBHW050613210326
41521CB00008B/1234